特定看護師―研修内容と実像、そして期待される役割●目次

資　料

はじめに

本書は二〇一〇年に『「特定看護師」（仮称）とは何か？―新時代のチーム医療推進に向けて―』と銘打って緊急出版した新書の第二弾である。

当時は特定看護師の創設が厚生労働省の「チーム医療の推進に関する検討会」で提言され、その報告書が特定看護師（仮称）と名称にカッコ付きで公表されたばかりであった。そのため出版に際しては、「特定看護師」と表題にカギカッコ付きで示すことで、今なぜ特定看護師（仮称）というものが必要とされているのか、厚生労働省が提言に至った背景や医療現場の問題点、想定される新看護職（当初は国の資格として検討されていた）の役割・業務などの情報を読者の皆さんに提供し、現状を正しく認識していただく必要があると考え、作りたての料理をテーブルに運ぶが如き勢いで新書の形で世に送り出してみた。

あれから五年。二〇一五年十月一日、特定看護師の「養成調査試行事業」「業務試行事業」等の実施を経て、いよいよ「看護師の特定行為に係る研修制度」がスタートした。

しかし、本研修制度は国の制度ではあるものの、研修を終えた看護師が新たな資格を得ることができるものではない。特定看護師は強いて言うなら「特定行為研修を修了した看護師」を略した呼称であり、「特定看護師」という法律上の資格ではない。とはいえ、本研修を受講すれば、国が定めた「特定行為」については、医師・歯科医師が指示した「手順書（六項目）」に従い、患者の容態を自分の目で確認しながら実施することができる。例えば、これまでは看護師が受持ち患者の容態を観察して脱水の可能性を疑った場合、医師の指示を仰がなければできなかった患者への点滴は、あらかじめ手順書に示された病状の範囲内であれば、研修受講後は、医師の指示を待たなくてもタイムリーに実施することができる。そして、その結果を医師に報告すればよい形になる。

今回、示された特定行為の数は創部ドレーンの抜去、気管カニューレの交換をはじめ急性期から慢性期に至る医療現場で実施ニーズの高い行為を含む計三十八で、病態確認内容の類似性、行為が実施される医療現場のニーズ等を考慮し、二十一の特定行為区分に整理されている。そしてこの特定行為区分を最小単位として研修が行われることになった。研修実施機関は厚生労働大臣が指定し、特定行為研修修了後は指定研修機関より修了証が交付される。研修終了者の名簿は指定研修機関より厚生労働省に報告されることになっているが、厚生労働省は十万人以上の養成をめざしている。

もともと本制度の発端が、団塊世代が七十五歳以上となり高齢者人口が三千五百万人に達する見込みの二〇二五年を視野に入れ、地域医療が増大する医療ニーズに対応する打開策として考えられたものであるため、「効果が出るためには十万人程度は必要」と捉えれば、受ける印象はさまざまのようだが、看護師不足と言われ現時点で就業している看護職員の数に鑑みて、この目標数字は肯首できるのかもしれない。しかしこの二〇二五年問題を横においても、本書内で指摘しているように、本研修を受講し、〝医学の考え方〟を理解できる看護師が二〇二五年を待たずとも、今各病棟に最低一人いれば、医療安全の水準が上がるであろうと、今この時点でも期待を寄せられる存在である。

医療現場において高齢者の患者数は確実に増えているし、それに伴い複数の疾患を伴う慢性疾患患者や生活環境を捉える必要のある患者も増えており、提供する医療の質は変化している。そして医師は二十四時間、患者の傍らに居るわけではない。生活背景を含め全人的に患者を把握している立場の看護職の中に、眼前の患者の病態の変化を察知でき て、手技に高い技術を持ち特定行為を施す特定看護師が、日勤や夜勤帯に一人ずつでも配置されたら、患者にとっては安全がその分高まる。また、個々の看護師が日常業務の中で疑問に思うことは、看護師同士、医師に聞くよりも敷居を意識せずに特定看護師に聞けるであろうし、特定看護師は、医学の眼をもつ看護職として、チーム医療に加わることができる。医師が気づかないことも、患者に一番身近に接している職種であるがゆえに気づくこともあるだろう。多職種連携のうえでもチーム医療のキーパーソンとしてその役割を発揮できれば、スタッフ間のディスカッションも活発になり、それはひいては病棟内の安全が重層的に深まることにつながっていくのではないかと期待をされている。

そして、ここからが本書の骨子の一つでもあるのだが、特定看護師本人にとって、また特定看護師を受け入れる側にとって、課題は山積みではあるものの、研修で知識・技能を得たことは大きな「武器」であり、武器をたくさん持っている看護師が一人でも多いほうが組織としてパワーアップするはずである。

冒頭で述べたように、本制度は長い産道をくぐって五年を経て産声をあげた。現場からは看護師の業務が増えるのではないかといった声も根強いが、今回示された三十八の特定行為は従来からグレーゾーンにあった診療の補助を整理し、診療の補助として明確化したものである。ただし、この三十八の行為は現場によっては看護師が日常的に行っている行為でないものも含まれており、手順書を用いて行う場合には、実践的な理解力や思考力、判断力、高度で専門的な知識と技能が求められる。本研修を修了して右記の能力を身につけた看護師がどう活躍すれば、自身にとっても組織にとっても有用となり得るのか、これから特定看護師を目指す人、特定看護師を受け入れる看護管理者ならびに病院管理者の方々、チーム医療として協働する仲間である医師・コメディカルの方々にも本書を一読していただき、新しい看護師像についての理解を深めていただきたい。

なお、編纂の手法としては、第一弾の『「特定看護師」(仮称)とは何か?――新時代のチーム医療推進に向けて――』と同様、最新の情報をリアルに伝えるために、今回も座談会の形をとった。この五年の間に何度も試行事業が実施され検討が加えられていくなかで、何が削ぎ落とされ、何が加わっていったのか、第一弾の新書と読み比べていただければ嬉しく思う。

有賀　徹

第1章　研修制度開始と試行事業の目的

特定行為に係る看護師の研修制度が始められるまでの経緯

木澤　お忙しいところをお集まりいただきましてありがとうございます。進行役は荷が重いのですが始めさせていただきたいと思います。ちょうど五年前に『「特定看護師」（仮称）とは何か？』がへるす出版から発行されました。当時はカギカッコ付きだったくらい漠然としていましたが、この五年間でいろいろな動きがあったと思います。二〇一〇年時点のカギカッコ付きの「特定看護師」という「特定行為研修」の制度化に至るまでの間で、どのようなことがあって「特定行為研修」の制度化に至ったかということを、有賀先生と岩澤課長さんから少しお話をいただいて話を始めたいと思うのです。どういう議論があってここに至ったかというところについて。

有賀　岩澤課長さんにお願いしましょう。

岩澤　昨年九月に開催された医道審議会…特定行為・研修部会の資料（**表1**）をご覧ください。

表１　特定行為に係る看護師の研修制度のこれまでの検討経緯

	有識者会議の開催等	試行事業の実施
平成21年度	平成22年３月「チーム医療の推進に関する検討会」報告書 「一定の医学的教育・実務経験を前提に専門的な臨床実践能力を有する看護師が、従来、一般的には「診療の補助」に含まれないものと理解されてきた一定の医行為を医師の指示を受けて実施できる新たな枠組みを構築する必要がある。」	
平成22年度～平成24年度	平成22年５月「チーム医療推進会議」及び同会議の下に「チーム医療推進のための看護業務検討ワーキンググループ」を設置し、具体的議論を開始 ※平成22年度厚生労働科学特別研究事業にて看護業務実態調査（調査項目203項目）を実施	・特定行為を実施する看護師の養成に関する調査試行事業の実施（平成22～24年度） ・特定行為を実施する看護師の業務に関する試行事業の実施（平成23～24年度）
	平成24年９月　特定行為等についての意見募集の実施（１回目）	
	平成25年３月　チーム医療推進会議による「特定行為に係る看護師の研修制度（案）」取りまとめ 「医師又は歯科医師の提示の下、プロトコールに基づき、特定行為を行おうとする看護師は、厚生労働大臣が指定する研修機関において、厚生労働省令で定める基準に適合する研修の受講を義務づける。」	
平成25年度	平成25年７月　特定行為等についての意見募集の実施（２回目）	・「診療の補助における特定行為に係る医師の指示に基づくプロトコール試行事業」の実施（平成25年度）
	平成25年10月　第20回チーム医療推進会議において、「特定行為に係る看護師の研修制度（案）」の枠組みに基づき、特定行為及び特定行為研修区分（案）、指定研修の基準に係る事項を提示。	
	平成25年12月　社会保障審議会医療部会による「医療法等改正に関する意見」取りまとめ 「診療の補助のうち、実践的な理解力、思考力及び判断力を要し、かつ高度な専門知識及び技能をもって行う必要のある行為（「特定行為」）を明確化するとともに、医師又は歯科医師の指示の下、プロトコールに基づき、特定行為を実施する看護師に係る研修制度を創設する。」	
平成26年度	平成26年６月　国会審議を経て、保健師助産師看護師法の一部改正を含む「地域における医療及び介護の総合的な確保を推進するための関係法律の整備等に関する法律（平成26年法律第83号）」が成立	・「特定行為研修制度における手順書活用事業」の実施（平成26年度）

有賀　答えが出ている？

岩澤　答えといいますか、平成二二年五月にチーム医療推進会議がスタートし、そして社会保障審議会医療部会の…取りまとめが出されたのが平成二五年十二月です。

有賀　私はその手の話に加わって何を最初に一番感じたかという話は、皆さんの記憶にあると思います。チーム医療と言っているけれど実は看護師さんの話だけじゃないかと。これは本当の意味でのチーム医療という話にならないのではないかというふうなことを言った覚えがあります。だから、もし最初から看護師さんのことに焦点を当てるのであれば、今の言葉で言えば、医師の職能を看護師に移譲する。そのための検討会。当時の出発時のことを考えると、まさにそういうふうに思ったというのが、私の最初の印象ですね。チーム医療は、医者も看護師もその他の職種も皆入っているじゃないですか。そういう意味で、おそらく厚生労働省が考えていることは、看護師と診療放射線技師、それから臨床検査技師。確か歯科もありましたね。

岩澤　歯科衛生士ですね。

有賀　そういう意味では薬剤師さんにしてもその他の職種にしても、職能の移譲という観点で言えば考えることはたくさんあるので、当時そこまで幅を広げるという話はなかったように思いますが、チーム医療という名前を冠して議論する以上はそうじゃないのかなというのが、私の印象でしたね。

岩澤　先生、当時と言いましても長いものですから、いつ頃の当時なのか（笑）。

有賀　最初の頃。

岩澤　チーム医療推進会議ですか。

有賀　そうですね。そういうふうに思ったのを覚えていますけど。看護師さんの話以外の話はこっちでやりましょうと言って。

岩澤　そうです、チーム医療の推進に関する看護業務検討ワーキンググループと、もう一つチーム医療推進方策検討ワーキンググループを作りました。

有賀　できたのは、看護業務検討ワーキンググができたあとですよね。

岩澤　はい。

有賀　私自身は今回、医療法の改正と一緒にこうなるという展望は当時まったく持っていませんでしたね。そんな能力はありませんし、医療法を変えていくなかでこうなっていくという話は。何という法律でしたかね。

岩澤　「地域における医療及び介護の総合的な確保を推進するための関係法律の整備等に関する法律」ですね。

有賀　そうそう。確保という話でいくと、なるほどねという。そういう意味ではそのあと合点がいった次第ですけどね。

木澤　では本論に入っていきたいと思いますが、その前にこの研修制度の概要（**表2**）と、「特定行為」と「特定行為区分」（**表3**）を示しておきたいと思います。

試行事業で得られたもの

木澤　紆余曲折、「特定看護師」（仮称）という名前が外れて、「看護師の特定行為研修制度」というところに落ち着いたわけですけれども、試行事業で得られたものとか、どのような成果が報告されていたのかということについて、ちょっとお聞かせ願いたいのですけれども。

表２　特定行為に係る看護師の研修制度の概要

制度創設の必要性

○2025年に向けて、さらなる在宅医療等の推進を図っていくためには、個別に熟練した看護師のみでは足りず、医師または歯科医師の判断を待たずに、手順書により、一定の診療の補助（例えば、脱水時の点滴（脱水の程度の判断と輸液による補正）など）を行う看護師を養成し、確保していく必要がある。

○このため、その行為を特定し、手順書によりそれを実施する場合の研修制度を創設し、その内容を標準化することにより、今後の在宅医療等を支えていく看護師を計画的に養成していくことが、本制度創設の目的である。

特定行為に係る研修の対象となる場合

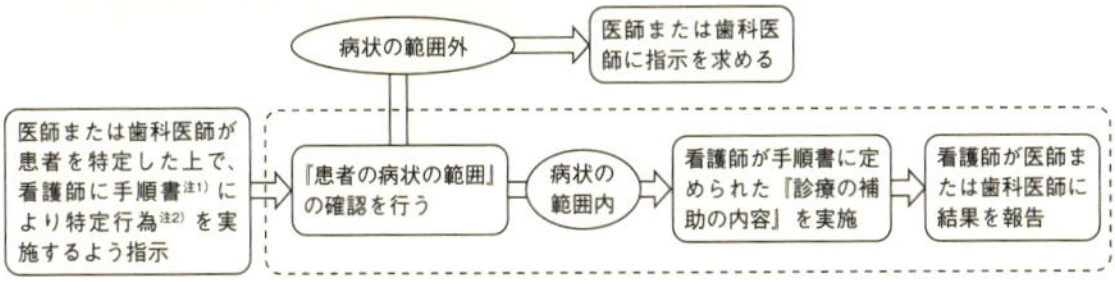
病状の範囲外
医師または歯科医師に指示を求める
医師または歯科医師が患者を特定した上で、看護師に手順書注1）により特定行為注2）を実施するよう指示
『患者の病状の範囲』の確認を行う
病状の範囲内
看護師が手順書に定められた『診療の補助の内容』を実施
看護師が医師または歯科医師に結果を報告

注１）手順書：医師または歯科医師が看護師に診療の補助を行わせるためにその指示として作成する文書であって、看護師に診療の補助を行わせる『患者の病状の範囲』および『診療の補助の内容』その他の事項が定められているもの。

注２）特定行為：診療の補助であって、看護師が手順書により行う場合には、実践的な理解力、思考力および判断力ならびに高度かつ専門的な知識および技能が特に必要とされるもの。

➤現行と同様、医師または歯科医師の指示の下に、手順書によらないで看護師が特定行為を行うことに制限は生じない。

➤本制度を導入した場合でも、患者の病状や看護師の能力を勘案し、医師または歯科医師が直接対応するか、どのような指示により看護師に診療の補助を行わせるかの判断は医師または歯科医師が行うことに変わりはない。

指定研修修了者の把握方法

研修修了者の把握については、厚生労働省が指定研修機関から研修修了者名簿の提出を受ける。

制度の施行日　平成27年10月1日

表3　特定行為および特定行為区分

特定行為

特定行為は、診療の補助であって、看護師が手順書により行う場合には、実践的な理解力、思考力及び判断力並びに高度かつ専門的な知識及び技能が特に必要とされるものとして別紙に掲げる38行為であること。

（改正後の法第37条の2第2項第1号、特定行為研修省令第2条及び別表第1関係）

特定行為区分

特定行為区分は、特定行為の区分であって、別紙のとおり21区分であること。

（改正後の法第37条の2第2項第3号、特定行為研修省令第4条及び別表第2関係）

岩澤　養成調査試行事業、そしてその養成を修了した人の業務試行事業がありましたが、いずれも検討に資するための資料を出していただきたいということが一番だったと思います。そういう意味では、試行事業と検討が並行して進んできたわけです。業務実態調査も行われました。養成は先駆的に始められているところがあり、特定行為やそれを実施するために必要な研修の基準も検討することになっていたので、それらを検討するためのいろいろな材料を実際の研修現場からお出しいただいて、それをもとに話し合いをしましょうということが養成調査試行事業・業務試行事業のねらいでした。

木澤　通常の試行事業というとそんなに長くはかからないものだと思います。今回の試行事業は「特定看護師（仮称）業務試行事業」から毎年名称を変更して最終的にはプロトコール試行実施事業でしたか、プロトコール作成から手順書活用事業というふうに変わったわけですけれども、試行事業が異例ともいえるほど長くかかった過程ではどのような流れがあったのでしょうか。

岩澤　検討の進行に合わせて試行事業の内容も変わりました。制度の案がほぼできたところで言葉もプロトコールから手順書になりましたし、最初はプロトコール試行事業、そしてその後は手順書という文言が法案の中にありましたので手順書活用事業と、事業の名称変更となり、狙いも変わってきましたね。

木澤　結果的に保助看法（保健師助産師看護師法）の改正になったわけですけれども、ということはやはり試行事業での一定の成果が見られたというところで「特定行為研修」が制度化したということでよろしいのでしょうか。

岩澤　ある一定の研修を受けた看護師が、実際に現場で安全に医師と協働しながら実施していく。最初は包括的指示と言っていましたけれども、手順書によって実施していくということが、実際にできている事実があったというのは、とても大きいと思います。

有賀　医師の世界は皆そうだと思いますが、現実に存在するものを目で見て、目で見る以上は場合によっては触れるということもある。しかし、字面《じづら》だけを見てそれで理解するという業界ではないですよ。字面だけを見て理解するのは法律の世界です。法律の先生たちは言葉と言葉だけでやり取りしながら理解を深めるというか共有する。だけどわれわれ医師の場合は例えば症例報告って看護師の世界にもあると思いますが、「こういう症例がありました」と言って読んだだけでは多くの人は理解しませんよね。それに似た症例にある日あるときぶつかるということがあって初めて理解できるということが多いのです。

つまり、現にそういうふうな、当時の特定看護師でもよいでしょうし、特定行為を行うような看護師さんでよいのですが、それを現に目で見て、そして質疑応答しながら内容を確かめて、それで確かに存在している。そういう役割は必要であるし、なおかつ存在し得るということを確認したということになるでしょうね。

われわれ医師の業界はそういうふうなプロセスでしか物事を了解し得ないのではないですかね。だからそういう意味では自然のやり方だったと私は思いますよ。試行して、そういう人を作って、そういう人が現に働く現場を与えて、現に働いている現場に見に行って、それでそこで一緒に働く人たちと話をして、本人からももちろん話を聞く。それで全体の輪郭が理解できて、これだったら使えるなという話でたぶん法律にもっていった。おそらくそうでしょう。

岩澤　逆に試行事業に参加いただいた立場からだと、どうだったのかがわかりにくいということですかね。

木澤　そうですね、そういうことになります。

有賀　なるほどね。だからそういう意味では、試行事業に携わってみて、自分がどういうふうに変革していったかというようなことについての評価は、ご自身が評価するというよりもむしろまわりのスタッフの人たちが、木澤看護師さんがこんなふうに変わっているというふうに評価せざるを得ないのではないか、それしかないのでは？　私はこんなことをできますと言うよりむしろ、こんなことをすることが難しいことを知りましたと言うのが、たぶん正直なところじゃないかと私は思います。

木澤　おっしゃるとおりですね。

有賀　だから、ガンガンやることが仕事のように見えるけれど、実はガンガンやってはいけないことについての勉強を十分にした。だから時々はやるけれど、ガンガンはやっていないだろうというのが実態ですよね。

第2章　特定行為研修制度と〝資格〟

特定行為研修制度とナースプラクティショナー（NP）

有賀　特定行為研修制度が始まるということで、日本でNP（ナースプラクティショナー）が始まるのだというふうに捉えているような方々がいらっしゃるのですか。

木澤　それはわからないです。NPに関しての議論はどうなったのか、私はそのへんを伺いたい。

有賀　違うものは違うとしての議論であれば有用なんじゃないですか。

木澤　自分たちは別個だと思っている人たちもいますし、もともとの試行事業は一緒だったので同じような感覚でいるのかもしれないですけど、NPを積極的に育成しているのはNP協議会になるのでしょうか。

岩澤　試行事業が始まる前の段階のチーム医療の推進に関する検討会の報告書では、医師の指示を受けずに診療行為を行うNPについては、導入の必要性を含め基本的な論点について慎重な検討が必要であるとされました。つまり、NPを横に置いて、特定看護師（仮称）の検討がスタートしましたが、大学院の専攻の名称に「ナース・プラクティショナー」としているところもありますので、当事者たちとその近くにいる人の中にはそう思っていらっしゃる方もいるかもしれません。

木澤　余談なのですが、ある団体の幹部の方々の前で「特定研修修了後の実践活動」という内容のプレゼンをする機会がありました。そのときに「あなたこれで給料いくらもらってるの？」と言われて、「まったく一般の看護師と一緒です」と答えたら、「ああ、そう。私だったら十万出すわね」と言われました。実践を高く評価してもらったと感じました。そのときに私が逆に質問したのですが、「看護の資格として、NPとか特定看護師とか認定看護師、専門看護師ができてきてどのようにお考えですか」と言ったら、「別にどこを推すつもりもないけど、どんな資格の人が患者さんにとっていいかというのを見ていかなきゃいけないわね」ということだったのです。

岩澤　私はいずれも必要と思います（笑）。

木澤　そうですね。

岩澤　「必要とされるところに必要な人がいればいい」でしょう。

木澤　看護界の中でもいくつも資格を作ってどうするのか、看護の独自性が損なわれるとか、否定的な意見もありますが、一方で、これからの高齢社会を支える高度な能力を持つ看護師を育成する必要があるなど、かなり見解の相違がありますし、ちょっと微妙にグラグラしているのかもしれません。必要性は理解できても、具体的な方法論になると、議論が行き詰まってしまうような。

岩澤　処遇も含めてどうなのかについてはたぶん、認定・専門看護師制度が設けられた二十年前もそうだったのだろうと思いますね。

研修を終えたから、新しい資格を取ったからといって給料を上げる、上げないは、それに着目するのか、その人のパフォーマンスがどう変わったかによって判断するのかなどあるでしょうが、それは、それぞれの医療機関だと思います。逆に、研修を終えたから高い給料をというのは、いまどきはないんじゃないという人もいらっしゃるわけです。パフォーマンスを見ていないのに。

木澤　そうですよね。本当はそれをきちんと教育しなければならないと思うんです。認定看護師や専門看護師、特定看護師もそうなのですけど、資格を取ったからではなくて、資格を取ったあとに実践をやらないと育っていきません。そのあとの実践があまり強調されなくて。

岩澤　認定資格を取ったり、修了したりするので精一杯なのでしょうか。

木澤　それが目標・目的になってしまって、そもそもいい医療をするために学んだことについての資格だけど、その人がその役割を果たすかは組織のニーズもありますし、役割への期待もありますから、そういうところがナースとして伝えきれていないと思っています。

有賀　看護師さんが資格を取ることに夢中になって、というのはありますよね。現場の同僚の間で遠慮とかもあるのですかね。資格も得て知識も得てきたけれど、自分のほうが後輩だからあまり出しゃばると全体としてはバランスを欠いてしまうとか。

木澤　でもそもそも資格を取得することだけが目的になっている人はあまり現場で活用されないですね。スタッフだって資格を持ってる人というより、相談しやすい人に相談するわけですから、自然淘汰されていくわけです。実践を伴わない人に師長は役割を任せられないですし、自分の役割を明確にして実践で発揮するなどアピールする気がないのだったら一般のナースと同じことをやってもらいたいし。「ここの病院を、看護をどう変えたいか」ということをきちんとアピールをして上司と協調すればうまくいくと思います。役割を取れない人はそれなりに自分の責務をよく理解していなくて、要は病院って組織なので、同じ方向に向けなかったら役割を与えても逆に場を乱すような人になったりするのではないですか。

有賀　例えば、僕が手術場から出てくる。人工呼吸器から離脱できている患者さんについてICUの看護婦さんに「ウィーニングしてくれてありがとう。家族には？」とかって聞くと「話しておきました」と応えてくれる。そういうふうなことを社会の仕組みとしてやっていけるようにしましょうねという話ですよね。

木澤　そうですか？

有賀　そうだよ。麻酔科の若い医師に聞いてごらんなさい。

木澤　反対意見が出たのは麻酔科学会を含めた幾つかの学会からですよね（**表4**）。

岩澤　現場と学会はイコールじゃないので。

木澤　そうですよね。例えば、救急救命士が挿管をするのは、すごくハードルが高いです

表4　特定行為（案）に対する学会からの意見のあった項目

○日本緩和医療学会
「経口・経鼻気管挿管チューブの抜管」、「胸腔ドレーン抜去」および「心嚢ドレーン抜去」について

○日本救急医学会
「経口・経鼻気管挿管の実施」および「経口・経鼻気管挿管チューブの抜管」、「胸腔ドレーン抜去」　および「心嚢ドレーン抜去」について

○日本呼吸器外科学会
「経口・経鼻気管挿管の実施」および「経口・経鼻気管挿管チューブの抜管」について

○日本麻酔科学会
「経口・経鼻気管挿管の実施」および「経口・経鼻気管挿管チューブの抜管」について

○日本形成外科学会、日本皮膚科学会
「褥瘡の血流のない壊死組織のシャープデブリードマン」および「褥瘡・慢性創傷における腐骨除去」について

よね。麻酔科実習というのは、「胃は、からっぽです、準備できています」「はいどうぞ」と、舞台に上がるような挿管です。私は、臨床で二十年以上挿管を見ていて、救急救命士が現場で挿管するって全然違うなと思いましたね。でもそれがわかっていれば逆に研修医にも伝えることができますね。「先生いいですよ。もう一回やり直しても。バッグマスクで換気をして、落ち着いてからやりましょうか」とかあせらずに場を再調整して、仕切り直しができる。だから特定看護研修を終えて一番行ったのは研修医との協働なんです。そうすると研修医が、医学だけじゃなくて医療として患者さんを診ることを私たちと

協働することでわかったとか、帰宅時の説明を私が説明しているところを見て「こういうふうに言えばいいんですね」と言ったりとか、そういうことはやっぱり教えられないいんだなと思ったりしました。

有賀　ほとんどの学生さんたちは診断のプロセスを頭に入れることで、九割方脳みそがそれで一杯ですよ。だからこう言ってはなんだけど、患者さんに接すると言っても患者さんから医学情報をどうやって引き出すかということで必死なだけですから。

木澤　そうですね。医療処置などもがむしゃらにやって、ちょっとやりすぎてしまったりとか、患者さんへの説明の仕方も不足していたりとか……

有賀　研修医の面倒を見るのもやはりグループで対応しないと可哀想です。僕は最近、昭和大の事務に言っていますが、教えないで仕事をさせて失敗したからといって叱ったりするのは虐待と一緒だと。教えないで仕事をさせて、それでうまくいかなかった、それはないだろうって。

木澤　でも教える側の医師もそうやって育ってきていないことが多いので、たぶんどう伝えたらよいのかがわからないのかなと思うんですね。

医師臨床研修制度に学ぶ

有賀　新しい臨床研修制度のもとで研修病院そのものが研修医を教えることについて組織的に頑張った、そういうふうな病院が増えたことは間違いない。だから都立病院の中でも差がありますが、比較的うまくいったのは昔の府中病院、今の多摩総合医療センター。だけど他の一部の病院などは、どちらかというとあまりうまくいっていないと感じています。まだ診療科のエゴというか、昔の大学病院のような一つ一つの診療科が独立して自分たちで若い者を囲うみたいな、そういうふうな雰囲気が残っているところは駄目ですね。

だから、うまくいっているところとうまくいっていないところの差を埋め合わせるようなことに、なかなかなっていない。いわゆる有名な病院には結構研修医が来るんだけど、そこで研修したから良い研修をしたという話にならない。良い診断学のプロセスは磨きがかかった可能性は高いのだけれど。つまり医学の先輩として良い先輩はいるのだけれど、良い医療を行っている医師としての先輩がたくさんいるかというと必ずしもそうじゃない。

木澤　自施設で医師臨床研修部会の看護部代表として会議に参加していたのですが、医学生の見学会とか採用面接に入ってみて、民間病院だけ併願している人というのもいます。たいてい民間病院と大学病院を併願していることが多いのですが、大学病院を一緒に受けていない人たちもいて、それで大丈夫なの？　というふうに質問するのですが、やっぱり大学病院だと自分に任されることも限られるから、症例が豊富だったり、医師のモデルがいる民間病院で研修したいというニーズもすごく多くなっていると思っています。

有賀　きちんとした考えなしでお金だけで町に出た研修医は、いわばお医者さまにはなれるけど、それ以上にはなれない。昔だとだいたい五年目とか六年目とか専門医になったあたりで、臨床の場面で何となくいろんな問題意識がわいてくる。だから中には動物実験をしたくなるとか、必ずしも基礎医学の教室に行くわけじゃないけれど…いろいろあります。そういうふうなことに接する機会がないまま医者をずっとしているという手合いが増えたことも間違いないですね。だから大学病院に良い医者が昔ほどいなくなった。東大なんかも今おそらく助手のポジションが余っているのではないかな、ひょっとすると。昭和大学でもそういう講座があります。

現状における医師の流れは相対的に給料がよろしくないところは医師が減っている。昔だと学問のメッカみたいなところがあって寄ってきたような人たちが減っています。本当にそれでいいのかという話はあります。東大の今の医学部長は、初期臨床研修廃止論者なんだそうです。なぜかというと、東大病院そのものには研修医はたくさん集まります。だから東大病院を病院として転がしていくという観点では何も困らない。だけど、学問水準を何とか保ちながら走っていきたいというグループからすると、今の医師臨床研修制度はどうかなと思っているところがあるようです。

第3章　看護師特定行為研修指導者について

特定行為研修の指導者講習の内容について

木澤　特定研修を実施する施設には、「研修医　指導者講習会」を受講した者、もしくは「看護師特定行為研修指導者講習会」を受講した者がいることが必要ということがいわれていますが、その内容や概要についてちょっとお聞かせ願えますか。

有賀　指導者研修会って、初期臨床研修の指導者と同じようなもののことですか。

岩澤　指導医講習会を受講された方で、この研修制度で指導に当たっていただくにあたっては、看護師を理解いただく、教え方をもう一度確認していただくという意味で、昨年の研究費で指導者研修の開催の手引きを作っていただきまして、今年はこれを委託の形で全日本病院協会に実施していただきます。

有賀　全日病ですか。

岩澤　手引きに沿った形でしていただくようになっています。

有賀　一日コースですね。

岩澤　はい。

有賀　初期臨床研修の指導医の勉強をした人ですね。

岩澤　はい。あとは医師だけじゃなくて看護師も一部、指導者になると思いますので、医師、歯科医師、薬剤師、看護師で指導者になる予定の方ということで募集をして。今月の七月二十日が最初になりまして、年度内に八カ所で定員五十名ずつで実施していただくことになっています。

有賀　これは、一日座学？　グループ作業もあるんですね。

岩澤　グループ作業もかなりあります。

有賀　ということは、一気にたくさんは作れないね。

岩澤　はい。ですから一回五十人。グループにファシリテーターに入っていただきますのでその人数の関係もあって。

有賀　薬剤師の研修でも、ファシリテーターが足りなくなるから駄目ですとか言われたという話を聞いたことがあります。

岩澤　これから指定研修機関・協力施設が増えるに従って需要が高まってくれば、回数を増やしたり、先生がおっしゃったようにファシリテーターになってくださる方を増やして、一回に多くの人数をという考えもあります。

有賀　看護師さんだと、どういうふうな経歴のある方をここに参集させることになっているんですか？

岩澤　特定行為研修を修了した方、まあこれから生まれるわけですけれどもそういう方とか、養成調査試行事業を経て実際にされている方とか、専門看護師や認定看護師の教育に当たっていらっしゃる方も指導に係ることがあるかと思います。そういう方たちが対象になります。

有賀　基本的には看護師が主でしょ？

岩澤　最初は医師のほうが多くなるのではないかと思います。

有賀　そうですか。この指導者研修の内容でMini-CEXとか、その筋の人しかわからない難しいことが載っていますね。

木澤　そうですね（笑）。

岩澤　これは例です。実際にはもっと工夫されたプログラムで実施されます。

指定研修機関と実習などを行う協力施設で、受講者が広がっていくと思います。

木澤　開催は関東圏だけですか。

岩澤　いえ、全国八カ所で。

木澤　医師の指導者講習会というのは割といろいろなところで病院ごとにやっていますよね。

岩澤　そうです。こちらは国が委託して実施するのですけれども、この手引きに沿って病院の中での実施も可能です。指定研修機関が主催して、関係する協力施設の病院の指導者になっていただく人たちを集めて実施するということもできます。

木澤　なるほど。そうなればちょっと増えていくでしょうね。

岩澤　最初なものですから。

木澤　とにかくちょっと広まらないとなかなかわかっていただけないと思うので。

有賀　最初のうちは声かけですか、参加してくださいというような。

岩澤　声かけというか、広報は説明会のときとか、指定研修機関に申請しているところは最も関係がありますので、お知らせしています。あと、各病院団体を通じてお知らせいただいています。

有賀　七月二十二日にあった説明会というのは、制度の説明ですか。

岩澤　制度の説明と、指定研修機関の申請にあたっての説明で、三月に実施したのと内容は同じです。厚生局単位で開催していて、厚生労働省が会場というのが七月二十二日です。

有賀　全日本病院協会を通じて勉強のプロセスがありますので皆さん頑張りましょうねという呼びかけはいいんですけど、例えば日本看護協会が各都道府県の看護協会に情報を流して、都道府県の看護協会が例えば昭和大学の看護部長にこんな勉強がありますよと、おたくもお考えになったらいかがですかといった、情報を流すこともされているのですか。

岩澤　されています。

有賀　そうですか。

岩澤　看護協会ルート、県ルート、病院団体ルート。

有賀　昭和大学病院に来たかなあ。

岩澤　あと、例えば医学部長病院長会議にお出ししたり。

有賀　出した？

岩澤　出していると思いますが。

有賀　医学部長病院長会議からもどんどんメールが来るから、丁寧に見ていられない感じですね。

岩澤　ですから、一つの病院に看護部と病院長ルート。

有賀　昭和大学の看護はどうするつもりなのかな。あんまり相談がないな。

岩澤　今、十いくつ申請が上がっておりますけれども、大学院や大学の研修センターでやりますというところもあります。

有賀　昭和大学は確かある。

岩澤　ありますね。

有賀　ありますね。あそこがやろうと言ってもいいわけですね。

岩澤　はい。

有賀　まだ言ってこない？

岩澤　はい（笑）。

木澤　申請書類の作成が結構大変なんですよね。

岩澤　そういう意味だと日本看護協会や、都道府県看護協会に、どれだけしていただけるのかというのも大きいです。

有賀　やっぱり日本看護協会だろうと思いますね。

木澤　都道府県看護協会のネットワークがあるので、可能だと思います。

有賀　六月の何日かに法律が通った次の日に号外が出ていますよね。

第4章　研修施設と研修プログラム

表5　特定行為研修の指定研修機関

所在都道府県	指定研修機関	区分数
北海道	学校法人東日本学園　北海道医療大学大学院看護福祉学研究科看護学専攻	13
岩手県	学校法人岩手医科大学　岩手医科大学附属病院　高度看護研修センター	1
栃木県	学校法人自治医科大学　自治医科大学	19
埼玉県	医療法人社団愛友会　上尾中央総合病院	7
東京都	一般社団法人日本慢性期医療協会	7
	学校法人青葉学園　東京医療保健大学大学院看護学研究科看護学専攻	21
	学校法人国際医療福祉大学　国際医療福祉大学大学院医療福祉学研究科保健医療学専攻	21
	公益社団法人地域医療振興協会 JADECOM-NDC 研修センター	21
	公益社団法人日本看護協会	11
愛知県	学校法人愛知医科大学　愛知医科大学大学院看護学研究科看護学専攻	21
	学校法人藤田学園　藤田保健衛生大学大学院保健学研究科保健学専攻	21
京都府	医療法人社団洛和会　洛和会音羽病院	5
奈良県	公立大学法人奈良県立医科大学	7
大分県	公立大学法人大分県立看護科学大学　大分県立看護科学大学大学院看護学研究科看護学専攻	21

（平成27年7月20日現在）

研修施設と十万人育成プログラムについて

木澤　今いろいろなところで「特定行為研修」の実施施設の申請が上げられていますが（**表5**）、二十一区分三十八項目に定めたことと、あとはそれに関する時間数や評価方法が細かく規定されています（**表6**）。行為によってはちょっと時間数が多すぎたり少なすぎたりするような印象を持ちました（**表7**）。それについて検討部会の中ではどのようなことがあったのかをお聞かせくださ

表6　特定行為および特定行為区分（38行為21区分）

特定行為区分	特定行為
呼吸器（気道確保に係るもの）関連	経口用気管チューブ又は経鼻用気管チューブの位置の調整
呼吸器（人工呼吸療法に係るもの）関連	侵襲的陽圧換気の設定の変更
	非侵襲的陽圧換気の設定の変更
	人工呼吸管理がなされている者に対する鎮静薬の投与量の調整
	人工呼吸器からの離脱
呼吸器（長期呼吸療法に係るもの）関連	気管カニューレの交換
循環器関連	一時的ペースメーカの操作及び管理
	一時的ペースメーカリードの抜去
	経皮的心肺補助装置の操作及び管理
	大動脈内バルーンパンピングからの離脱を行うときの補助の頻度の調整
心嚢ドレーン管理関連	心嚢ドレーンの抜去
胸腔ドレーン管理関連	低圧胸腔内持続吸引器の吸引圧の設定及び設定の変更
	胸腔ドレーンの抜去
腹腔ドレーン管理関連	腹腔ドレーンの抜去（腹腔内に留置された穿刺針の抜針を含む。）
ろう孔管理関連	胃ろうカテーテル若しくは腸ろうカテーテル又は胃ろうボタンの交換
	膀胱ろうカテーテルの交換
栄養に係るカテーテル管理（中心静脈カテーテル管理）関連	中心静脈カテーテルの抜去
栄養に係るカテーテル管理（末梢留置型中心静脈注射用カテーテル管理）関連	末梢留置型中心静脈注射用カテーテルの挿入
創傷管理関連	褥（じょく）瘡（そう）又は慢性創傷の治療における血流のない壊死組織の除去
	創傷に対する陰圧閉鎖療法
創部ドレーン管理関連	創部ドレーンの抜去
動脈血液ガス分析関連	直接動脈穿刺法による採血
	橈骨動脈ラインの確保
透析管理関連	急性血液浄化療法における血液透析器又は血液透析濾過器の操作及び管理
栄養及び水分管理に係る薬剤投与関連	持続点滴中の高カロリー輸液の投与量の調整
	脱水症状に対する輸液による補正
感染に係る薬剤投与関連	感染徴候がある者に対する薬剤の臨時の投与
血糖コントロールに係る薬剤投与関連	インスリンの投与量の調整
術後疼痛管理関連	硬膜外カテーテルによる鎮痛剤の投与及び投与量の調整
循環動態に係る薬剤投与関連	持続点滴中のカテコラミンの投与量の調整
	持続点滴中のナトリウム、カリウム又はクロールの投与量の調整
	持続点滴中の降圧剤の投与量の調整
	持続点滴中の糖質輸液又は電解質輸液の投与量の調整
	持続点滴中の利尿剤の投与量の調整
精神及び神経症状に係る薬剤投与関連	抗けいれん剤の臨時の投与
	抗精神病薬の臨時の投与
	抗不安薬の臨時の投与
皮膚損傷に係る薬剤投与関連	抗癌剤その他の薬剤が血管外に漏出したときのステロイド薬の局所注射及び投与量の調整

表7　区分別科目と時間数、研修方法・評価方法

特定行為区分	時間数	研修方法	評価方法
呼吸器（気道確保に係るもの）関連	22	講義・　実習※	筆記試験、実技試験（OSCE）、各種実習の観察評価
呼吸器（人工呼吸療法に係るもの）関連	63	講義・演習・実習※	筆記試験、各種実習の観察評価
呼吸器（長期呼吸療法に係るもの）関連	21	講義・　実習※	筆記試験、実技試験（OSCE）、各種実習の観察評価
循環器関連	45	講義・演習・実習※	筆記試験、各種実習の観察評価
心嚢ドレーン管理関連	21	講義・　実習※	筆記試験、各種実習の観察評価
胸腔ドレーン管理関連	30	講義・演習・実習※	筆記試験、各種実習の観察評価
腹腔ドレーン管理関連	21	講義・　実習※	筆記試験、各種実習の観察評価
ろう孔管理関連	48	講義・　実習※	筆記試験、実技試験（OSCE）、各種実習の観察評価
栄養に係るカテーテル管理（中心静脈カテーテル管理）関連	18	講義・　実習※	筆記試験、各種実習の観察評価
栄養に係るカテーテル管理（末梢留置型中心静脈注射用カテーテル管理）関連	21	講義・　実習※	筆記試験、実技試験（OSCE）、各種実習の観察評価
創傷管理関連	72	講義・　実習※	筆記試験、実技試験（OSCE）、各種実習の観察評価
創部ドレーン管理関連	15	講義・　実習※	筆記試験・各種実習の観察評価
動脈血液ガス分析関連	30	講義・　実習※	筆記試験・実技試験（OSCE）、各種実習の観察評価
透析管理関連	27	講義・演習・実習※	筆記試験、各種実習の観察評価
栄養及び水分管理に係る薬剤投与関連	36	講義・演習・実習※	筆記試験、各種実習の観察評価
感染に係る薬剤投与関連	63	講義・演習・実習※	筆記試験、各種実習の観察評価
血糖コントロールに係る薬剤投与関連	36	講義・演習・実習※	筆記試験、各種実習の観察評価
術後疼痛管理関連	21	講義・演習・実習※	筆記試験、各種実習の観察評価
循環動態に係る薬剤投与関連	60	講義・演習・実習※	筆記試験、各種実習の観察評価
精神及び神経症状に係る薬剤投与関連	57	講義・演習・実習※	筆記試験、各種実習の観察評価
皮膚損傷に係る薬剤投与関連	39	講義・演習・実習※	筆記試験、各種実習の観察評価

※区分別科目の実習は患者に対しての実技を含める
※OSCE：Objective Structured Clinical Examination（臨床能力評価試験）

い。

岩澤　これは部会委員、とくに医師の臨床研修を主として担当していらっしゃる委員に、患者の状態を判断し安全に実施するまでの教育内容、学ぶべき事項と、それに必要な時間数の案を作っていただいて、それを部会で検討していただきました。

木澤　行為によっては筆記試験だけでなくOSCE（オスキー）をやるということが決められていますね（**表8**）。しかもOSCEについては、教育にあたっていない

表8　各科目の評価における留意事項

・実技試験（OSCE）が必要な区分別科目においては、患者に対する実技を行う実習の前に、実技試験（OSCE）を行うこと ・区分別科目における実習の評価は、構造化された評価表（Direct Observation of Procedural Skills（DOPS）等）を用いた観察評価を行うこと。また、構造化された評価表を用いた観察評価では、「指導監督なしで行うことができる」レベルと判定されることが求められる ・指導者は、特定行為研修における指導に当たっては、受講者にポートフォリオを利用して評価結果を集積し、自己評価、振り返りを促すことが望ましい

第三者評価が必要とか、その通りにやらなければならないということでしょうか。

岩澤　はい、評価方法についてそれぞれ定められたとおりに実施いただくことになります。

木澤　すごく固まったプログラムのような印象があるのですけれども。

岩澤　固まったと言いますと？

木澤　限定されたというイメージです。

岩澤　指定基準は研修内容と時間だけの規定ですけれども、具体的内容は施行通知でお示ししています。標準的な研修をしていただきたいので、そこまでを示させていただいています。研修の修了は、それぞれの指定研修機関が判断をすることになりますので、指定研修機関以外の第三者も加わった委員会を設けていただきます。研修目標の成果まで到達したことを確認して、修了にしてくださいということです。

木澤　プログラムごとの時間数が多いこと、ＯＳＣＥをやらなければいけないとか、大学院教育レベルの基準となると、実際には十万人を想定してこれから育成しようとしたときに、中小規模の施設での講師確保が困難で、かなりハードルが高いと思うのですが。今、認定看護師でも教育が始まって二十年弱経ちますが、取得者は千五百人くらいですから二〇一五年までに二桁万人育成となると、大変ですね。

岩澤　認定看護師は毎年千五百人から二千人の間ですね。

二桁万人については今回、十万人以上の養成を目指しますとリーフレットに書きました（巻末資料、一二四ページ）。四月から申請を受け付けますので三月に東京で二回説明会を開きました。それから六月から七月にかけて東京が二回、あとはそれぞれの厚生局のある地域で説明会をしています。研修制度の概要と、指定研修機関の申請を考えていらっしゃるところへの説明という二部構成です。定員百人程度で申込を受け付けたらすぐ埋まってしまいました。

有賀　百人定員で何カ所くらいなの？

岩澤　北海道だけ三百で、他の七カ所は百人の定員ですので、おそらく千人弱の参加者になると思います。

病院の数にすれば五百くらいになるのではないかと思います。制度についてよくご存じの方と、「手順書とは」からの方と、いろんな方が参加されているようです。

木澤　比較的小規模な病院などからもいらっしゃっていますか。

岩澤　はい。

木澤　特養ホームというか老健（介護老人保健施設）のようなところなどは？

岩澤　なくはなかったと思いますけれども。県医師会の事務局の方も参加されています。

有賀　あ、そうですか。県の医師会が面倒を見ている病院がありますね。そういうようなところが「看護師さんに頑張ってやってもらわなきゃいけない」という感じでしょうか。そうなると医師会の事務も。

木澤　少しスムーズになりますね。やはり制度をちゃんと知ってもらわないと広がらないですよね。今回の制度について知られていないことが業界の中で多くて、かなり質問を受けます。

岩澤　そうですよね。

有賀　だって医療事故の調査の制度だって、もし病院に百人のドクターが働いていたとすれば、五人知っていればいいほうじゃないでしょうか。先日勉強会に行ってそこで話をしたら、無理矢理なんだと思いますが、院長や副院長が集められて、事務長はさすがに基本的なことをよく知っていたから「有賀先生の話は大変勉強になった」って言うけど、まったく知らない医者が突然来て、それも無理に集められていますから。そういう人は制度の話を聞いてもたぶんわからない。そういう状況にまだあるから、特定看護師も知らないという状況は十分あり得るんじゃないですか。

木澤　そうですよね。

有賀　このような新書判は、そういう意味で大事なんです。満員電車でも読めますからね。

木澤　第一弾の『「特定看護師」（仮称）とは何か？』には巻末に資料集があるじゃないですか。あれがすごくわかりやすかった。試行事業中にいろんな情報が出たときにまとまって見るものがなくて、厚労省のホームページを追って見ていたりしましたから。試行事業に係っていた人たちの中では、一体どこに流されていくんだろう、みたいな不安がありました。そういう意味では今回も巻末に制度の流れを提示すると、わかっていただけるのかなと思います。

研修プログラムについて

木澤　共通科目が三百十五時間、区分別科目も科目ごとに時間数が規定されています。本当に特定行為研修が必要な小規模病院ではこのプログラムを実際に行うことはできないと思うので、理想とする人数と実際に規定されている教育プログラムのボリュームから考えると現実的ではないような印象があるのですが。

岩澤　そういう印象を持たれた方は多いかと思います。二桁万人と言ったときに……

木澤　そうですね、学会や講演会に行って話しても、会場がざわざわっと騒然とした雰囲気になります。

岩澤　はい。ただ、その二桁万人と申し上げたときは、二十一区分三十八行為全部の研修を終えた人が二桁万人というわけではなく、区分ごとに研修を受けるという作りにしていますので、一区分の人もいるでしょうし五区分の人もいるでしょうし二十一区分の修了者もいるでしょうということになります。

今現場で働いている人たちが現場の必要から手順書による特定行為の実施をしましょうということで研修を受けていただきますので、現場を離れる時間をできるだけ短くしたいということでｅラーニングの活用ができるようにしているようなこととか、あとは実習も、実習に限らずですけれども、協力施設がご自分の勤務施設であってもいいわけです。そこで進められるようにと、受講しやすさの工夫もしているところです。

今後、高度急性期、急性期、回復期、慢性期、また介護施設あるいは在宅の場、どの場でも研修修了者が必要だろうと思っているのですけれども、例えば訪問看護師の七・八割が修了者だとしたらとか、高度急性期だと病院に一人いたらいいという話ではなくて、毎日各シフトにいるとか、慢性期の病棟では日中に一人とか、仮置きをしていくと、やはりこれくらいの人数になるのです。

木澤　有賀先生、この研修プログラムで十万人育成することについてはどのようにお考え

表9　共通科目

共通科目の内容	時間数	研修方法	評価方法
臨床病態生理学	45	講義・演習	筆記試験
臨床推論	45	講義・演習・実習	筆記試験、各種実習の観察評価
フィジカルアセスメント	45	講義・演習・実習	筆記試験、各種実習の観察評価
臨床薬理学	45	講義・演習	筆記試験
疾病・臨床病態概論	60	講義・演習	筆記試験
医療安全学	30	講義・演習・実習	筆記試験、各種実習の観察評価
特定行為実践	45	講義・演習・実習	筆記試験、各種実習の観察評価
	(計315時間)		

ですか。

有賀　私はプログラムにしろ評価認定にしろ、どこで実施しているということも含めて、基本的には看護師さんたちが考えることというふうにと思っていて、あまり深く自分の問題として実は考えていなかったのですよ。だから後半の臨床研修に詳しい先生方が勉強のプロセスをいろいろと勘案したあたりから、「ふーん、そうするんだ」と思ったというのが私の実感ですよね。

私が思っていたのは要するに、共通科目（**表9**）がありますね、この共通科目のベースの部分さえそこそこきちんとやってさえいただければ、あとは相当程度にフレキシブルでよいように思います。なぜなら三年以上だか五年以上だかの現場経験がある方たちですよね（**表10**）。そういった方たちが実習に携わるという話でいけば、そんなにびっくりするよ

表10　特定行為研修の受講者

○特定行為研修の受講者としては、概ね３～５年以上の実務経験を有する看護師が想定される。 ただし、これは３～５年以上の実務経験を有しない看護師の特定行為研修の受講を認めないこととするものではない。 ○概ね３～５年以上の実務経験を有する看護師とは、所属する職場において日常的に行う看護実践を、根拠に基づく知識と実践的経験を応用し、自律的に行うことができるものであり、チーム医療のキーパーソンとして機能することができるものである。

うな実習をしなくちゃいけないというようなことにはたぶんならないんじゃないかなというふうに実は思いました。

だから十万人という話は確かに言われてみるとそうなのかなと。例えば、ある医療機関の院長がおっしゃっていました。看護師さんが疑問に思ったことでもすぐに敷居低く聞けるような、そういう特定看護師というかそういう勉強をした看護師がいれば、その人たちにすぐに聞けるし、ドクターたちも場合によっては危ないというふうに自分たちが思わなくてもそのナースが危険と思ってくれるというようなことも含めて、「各病棟に最低一人いると医療安全の水準がまったく違う」と。重層的に病棟での安全がより深まる。だから病棟では特定看護師が欲しいというふうに言っていましたね。

患者さんに対していかによいかという話は、一義的にはまったくそのとおりですけれども、組織全体から見ると今言ったような病棟に、または必ず日勤や夜勤に一人ずつみたいなことでいけば、それは患者にとってもいいんでしょうし、チーム全体にとってもいいだろうと思います。

十万人にいくためにはその前段で五万人の段階がある。その前段に二万人とか一万人の世界があるわけですから、取りあえずはまず百人、二百人、三百人と増やしていくしかないですよね。そのプロセスで今言った十万人構想を掲げたという話でいいと私は思います。数ありきの話じゃないから、まずは第一歩でしょう。

木澤　そうですね。数が増えないと質も上がらないし、特定行為研修が何なのかというのも広まらないと思います。けれど、いろいろな人が思われているのは、研修を受けると想定されているのは、三年から五年目というところが提示されていますが、実際の臨床では、三年から五年目の看護師というのは、なかなかまだチームの中でもキーパーソンにはなり得ないような印象があります。それで二桁万人、十万人となると、現実的なのかなという意見が上がっているのでちょっとお聞きしたというところなのです。

岩澤　三年から五年目というのも、おそらくそれぞれの医療機関が看護師を研修に出すにあたって最もふさわしい人をお出しになると思います。試行事業の中ではもっとベテランの方もいらっしゃいました。年数なのかそうじゃないのかといったときに、目安として、あとはそれくらいを想定して、臨床の現場のことがわかって、そして学ぶのだというところです。年数だけにこだわることはないでしょうし、ご懸念のように三年から五年目ではキーパーソンとしてはまだまだということであれば、戻ってきてすぐ活躍が期待される人から研修をというのもあると思います。

有賀　それは研修に出す側の院長先生や看護師長さんたちのいろいろな思いがあるから、そんな四、五年以上という漠としたところにしておこうという話じゃないでしょうか。十年先のことを考えて、この三年目の看護師に行ってもらおうじゃないかという話があってもいいと思います。

木澤　医師臨床研修制度は義務化ですよね。看護師の新人研修制度もそうですか？

岩澤　いいえ、努力義務。本人と病院など開設者に努力義務がかかっています。

有賀　薬剤師も努力目標ですか？

岩澤　たぶん、そうじゃないですか。

有賀　昭和大学にはレジデントと称する薬剤師がいますよ。たぶん努力目標ですかね。

木澤　そうするとこの特定行為研修制度というのは、努力義務でもないのでしょうか？

岩澤　特定行為を手順書で行う看護師については義務なんですよ。

木澤　そうなんですか、これは義務。そこはちゃんと伝えないと、研修を受けても受けなくても、今と何も変わらないのではないかと誤解されそうですが、義務ですね。特定行為研修の指導者講習会のスケジュールを見てみると、やはり指導医、医師臨床研修の指導者を作っているのと似たような感じがします。特定行為研修の指導者講習会は、研修医教育に携わっている人たちが企画されているので、本質的な部分は一緒なのかなと思っています。厚生労働省に手順書の提出は別に求められていないので、とにかく臨床で実践するときに枠に入ったものがあればいいということですか。

岩澤　必要事項が記載された手順書（**表11**）でうまく動いていればいいんです。

木澤　今現在でも、院内で看護師の認定制度を作っているような施設がたくさんありますね。いずれはそこに昇華していくようなイメージですか。

岩澤　どうでしょう。こっちに収斂されるということですか、それともそれぞれが。

木澤　それぞれの院内研修プログラムが特定研修プログラムに合わせたものとして実施さ

表11　手順書

手順書は、医師または歯科医師が看護師に診療の補助を行わせるためにその指示として作成する文書または電磁的記録※であって、次に掲げる事項が定められているものであること
※電子的方式、磁気的方式その他人の知覚によっては認識することができない方式で作られる記録であって、電子計算機による情報処理の用に供されるものをいう
（1）看護師に診療の補助を行わせる患者の病状の範囲
（2）診療の補助の内容
（3）当該手順書に係る特定行為の対象となる患者
　※「当該手順書に係る特定行為の対象となる患者とは、当該手順書が適用される患者の一般的な状態を指し、実際に手順書を適用する場面では、医師または歯科医師が患者を具体的に特定した上で、看護師に対して手順書により特定行為を行うよう指示をする必要があること。
（4）特定行為を行うときに確認すべき事項
（5）医療の安全を確保するために医師または歯科医師との連絡が必要となった場合の連絡体制
（6）特定行為を行った後の医師または歯科医師に対する報告の方法
（改正後の法第37条の２第２項第２号、特定行為研修省令第３条関係）

＜留意事項＞
・手順書の具体的な内容については、(①から⑥の手順書の記載事項に沿って、各医療現場において、必要に応じて看護師等と連携し、医師又は歯科医師があらかじめ作成する
・各医療現場の判断で、当該記載事項以外の事項及びその具体的内容を追加することもできる

れ、厚生労働省に特定研修実施施設として申請するなどとなりそうな感じですが。

岩澤　たぶん共通科目もあるので、施設希望も含めて、すべてではないと思います。ただ、協力施設として区分別科目の実習を自院で行う。そしてその修了生、もちろんそのニーズがあるから研修に出すわけですので、実習できるような環境にある、症例も含めてあるのでしょうということなのですが。

有賀　共通科目は集合研修でやって、実習はたぶん自施設になるのが一番スマートのように思いますが。どうですか。

木澤　私もそう思っています。他施設で侵襲的なことを行うとかなりハードルが高くて、今回も実習施設のお願いに伺ったときに、やっぱり責任問題とかいろいろとありました。そもそも、研修が修了したら自施設で実践するのですから、自施設実習が当然ともいえると思います。

指定研修機関に入学するときに、所属長の推薦があるかないかというのはたぶん教育施設ごとの基準になるかと思います。現在、認定看護師教育課程に出願時の所属長の推薦状はなくなりました。今後、特定研修に行きたいという人たちがたくさん出てくると思うんですね。今、日本看護協会が実施予定の特定研修は、認定看護師が対象になっています。認定看護師教育課程に入学する時点で五年以上の看護師経験が必要になります。さらに特定研修を受講するとなると、認定を取ってさらに数年の実務経験がある臨床実践者です。他の大学院などについては実践者であることの証明は特に必要ないので、臨床経験が少ない看護師が特定研修を受講することが予想されます。特定研修を修了した看護師が新たな施設に就職することも考えられ、実績のわからない看護師をどのように活用するか、看護部の采配が問われることになると思います。育成したあと臨床でどのような役割を任ってもらうか現場が混乱する。そういうことも出てくるのかなと思うんですけれども、そのあたりの問題についてはどうお考えですか。

有賀　今、所属長の証明がなくてもいいという話がありましたけど、例えば、研修に出かけるとしてその看護師が外来のナースだとすると看護部長とか、外来の師長も知らずに行くという話はあるのですか。

木澤　知らずに研修に行けるということはないです。

有賀　だから、そういう意味では病院長の承認がなくても看護部長なり、その人が働いている場で何らかのやり取りがないと出かけられないという話は、実質的に同じじゃないですかね。

木澤　基本的にはたぶんそうだと思います。

有賀　どこかに勉強しに行くという話がもしあれば、それを穴埋めしなきゃいけませんからね。年休を何年か分まとめて取れば必ずそれが取れるかどうかという話でもたぶんないと思うので、そういう意味では当面というか当分というか相当程度の間は、やはりその施設に戻って何らかのお役に立つということを前提に勉強に行っていただくという話じゃないんですかね。
今のこの時点で言えば、例えば感染管理の看護師が足りないからどこかの病院からスカウトしましょうという話は、僕はあってもいいと思います。しかし、そこまでこの手の看護師をスカウトしましょうというほどにはまだ進んではいないですよ。

木澤　もちろんスカウトではなくて、研修を終わった人が自分の施設ではちょっと必要ないと言われてしまったので別の機関に転職を、という話です。

有賀　それは施設で上手にチームの中に入っていければ、資格や知識・技術をたくさん持っている看護師ですから使う側はそれをどういうふうに使うかという話です。つまり、包括的な指示を与える医師のそれなりの臨床の力によるわけです。

第5章　研修修了者の活用：病院管理者が考慮すべきこと

特定研修修了者は看護部に所属するのか、診療部に所属するのか処遇に迷う「研修修了者」

木澤　そこで一つ壁があるんですけれども、看護師というのは看護部に所属して人事労務管理をしているわけです。ただ少し医行為をするとなると、最初の期間は医師と協働することになるわけですが、それが診療部に所属するのか看護部に所属しながら医師と協働するのかという所属の問題を指摘する方もいます。今までの看護師は看護部に所属するというのが一般的だったのでちょっと毛色が違ってくるというか、勤務時間など人事労務管理の面で扱いに困っているという施設もたくさんあると聞きます。ＮＰとして活動している一部の方は残業も多くて辛いと言っていましたし…。

有賀　それも試行事業の中でありましたね。私は、それは本質的な問題ではないと思っています。看護部とか、クラシックな言い方をすると医局とか診療部というふうに分けているというのは、多くの病院がそうですが、そうじゃない病院もあります。一気に横串しで運営している病院もあるわけです。例えば長崎リハビリテーション病院などがそうです。

そうなると、看護部という縛りはすでにないわけです。そこの師長さんが最初は結構大変だったと何かの本に書いてありましたけど。診療部に属そうが看護部に属そうが、結局、現場に出てきたときにはチームの一員なのです。だから薬剤部に所属する薬剤師さんたちが病棟に上がってきた議論とよく似ています。要するに薬剤部長の範囲に入っているのか、またはそのチームの中で医師や看護師と一緒に働いてそこで仕事をするという実態となっていて、「あたかも二重支配みたいだ」と、彼らは初めに言いました。それは給与体系というか組織図を見る限り、薬剤部に所属していてもいい。だけど病棟に来たら一緒に働く仲間という話になるので、今の話はあまり深刻に考える必要は私はないと思いますけどね、最終的には。

木澤　おそらくそうなっていくのかなとは思いますけど。

有賀　だって職能の移譲ってそういうことでしょう、結局は。

木澤　そうですね。

有賀　この仕事は看護部の仕事って誰も言っていませんよ。この仕事はこういう仕事と言っただけの話であって、場合によっては何年か先にここで行われている仕事の一部が薬剤師さんもできるようになるかもしれません。そのときに、これは医師の仕事なのか、看護師の仕事なのか、または薬剤師の仕事なのかということをギリギリ言う必要はたぶんなくなってきます。患者にとって必要な仕事だというだけの話で。

木澤　そうですね。制度化する前にもたぶん医師の仕事なのか看護師の仕事なのかというところで議論が紛糾したとは思うのですが、先生がおっしゃったように、有賀先生が病院長だったらとてもありがたいんですけれども（笑）。今、チーム医療がいろいろなところで行われてきていますが、多職種のより合わせみたいなところから、先生がおっしゃったような所属部署に関係なく病院として患者さんに最善の医療を提供するためにはどうしたらいいかというベクトルが出てきて、それがうんと合わないと、おそらくこの研修制度というもの自体がうまくいかないのかなというふうに理解したわけです。

有賀　そういう意味ではこの仕組みも、現にこの仕組みを利用して頑張る看護師さんも、この仕組みを利用して患者さんに良い医療を展開しようと思っている病院長も、患者さんとご家族が、こうしたことを理解して信頼関係の中でできるかという話は全部一緒です。だって患者さんが信頼しなければ、この手の話は最初からないわけです。

医師やその他の職種の方たちが、こういう看護師さんがこんな仕事をしているということがわかる。そういう意味での職種間の信頼関係がなければ、やはりこの仕事は成立しないわけですよ。制度があるから何かの仕事がうまくいくわけではなくて、全体がうまくいって初めて制度もうまくいくという話だと私は思います。

だから制度そのものはおそらく、多少調子が悪ければまた制度を運用する行政がおそらく修正するだろうと思いますから、所与の条件としてこういう看護師さんたちが出てくることを病院長としては待っているということです。

木澤 実際には現場ですでに行われていたであろう慣例的なものが特定行為研修として制度化されたときに、きちんとわかりやすい形として出てきたのかなと思います。医師と看護師の「あ、うん」を具現化しているのかと思います。やはり医療とか看護師がやっていることって社会にすごくわかりにくい。看護師さんて、何かやってくれる人ね、みたいな。「きちんと教育を受けた看護師が皆さんを一番近いところで守りますよ」というところを、そういった面を広報することで、研修を受けた看護師が自分なりのコンピテンシーを持ったりプライドを持ったり、責任を引き受けたりしていくということになると思います。

特定行為に係る責任問題――
結局は組織（医師・病院長）の責任です：有賀

木澤　責任問題がいろいろなところで議論されたと思うんですけど、看護師がこういうことをして責任が取れるのかというところが強く言われたり、いろいろなところでどうするのと言われたりするのですが、そのあたりについてはいかがですか。

岩澤　特定行為に限らない話だと思います。確かに侵襲性が高い、あるいは難易度が高い、あとは病状から特定行為の必要性を判断するという点で、今までよりも責任が重くなるのではないかと。その部分においてはそうだとは思いますけれども。

有賀　道義的な意味において重くなるかといえば、軽くなるとは誰も思っていません。ただ、私はこのことに関する意見を『看護』という日本看護協会の雑誌に書きました。社会の仕組みとしてこの手の話を作ってきた。そしてそういう仕組みの中で働いているとね。だからスポット的に、看護師さんの一連の仕事の中でしくじった、だから「お前が責任を取れ」という話にはならないはずだと私はそこに書きました。それは、一連の仕事として医師が任せるという話なので、もし看護師さんも特定行為の展開の中で何らかの瑕疵が生じたときには、現場が悪いというのでもしあれば、どんなに譲っても五十一対四十九で指示をした医師が責任を取るべきだというのが私の考えです。だって指示をしたんだから。

もっと考えると、そういうような仕組みで病院医療をやれというふうに言っているのは、実は病院長です。管理者なのです。だからこの仕組みを病院の中に取り入れたというその瞬間に、誰が悪いとかという話ではなくて仕組みですから、このシステムの瑕疵がもし生じればそれは管理者の責任なのです。

こういう仕組みがまったくなくて勝手放題という状況がもし病院の中にあれば、それはスポット的にあの看護師とあの医師が悪いということになるかもしれません。現に手を下したのは看護師だと。だから看護師が八割悪いとかという話は、話としては面白い。だけどそうではなくて、看護師さんが状態を報告して医師が看護師さんに何かを指示するわけです。ここで悪意を持った看護師さんが何かやったらそれは別ですけれど、看護師さんが指示された処置をしたときに何らかのことが生じた。点滴をやったらそのあと痛くてかなわないとかの話があるときに、誰が悪いのかという話でいけばこれは、そういうような仕組みで医療をやるというふうに決めた側がいるわけですから、そこが究極的に責任を取るというのは、私は話の流れだと思いますよ。

訴える人は自由ですから、木澤看護師さんを訴えたい人は訴えていいわけですよ。有賀を訴えたい人は訴えていいわけです。だから訴える側の理屈は山ほどある。しかし、本件に関する限り、本筋はそうだというのが私の考えですよね。

岩澤　看護師の能力を適切に判断して指示をしたのか。あとは指示内容が適切だったのか、看護師がそのとおりに実施したのかという部分はあると思うのです。その仕組みを導入して、もちろんそれなりの準備をもってやったなかで起きたことですし、病院としての判断があったうえでの話なので、病院管理者だけの責任ではないとは思うのですが……。

有賀　でもそれも含めて管理者の責任です。有賀さんだからそう言うとよく言う人がいるけど、実はそうじゃないですよ。

岩澤　「組織としてやっている」はそのとおりだと思います。

特定行為に係る責任問題——
結局「医師の責任」なら医師は指示を出さなくなるのでは：木澤

木澤　まさにこれからやろうとしている人たちが一番気にかけているのは、やはりそこなのです。有賀先生がおっしゃったように、こういう仕組みを取り入れたというところで発生すると思うのです。

ただ、もう一つ言えるのは、すべて指示を出した医師の責任だということが大きくなってしまうと指示を出さなくなる医師が出るのではないかということが言われていま す。自分に責任があるなら自分でやったほうがいいという方たちもいるわけです。

逆に今までの看護師というのは、「先生の指示だから」とか、「様子を見てと言われたから」とか、自分じゃちょっと違うなと思っていてもなかなか医師に言い出せなかったりすることがあったり、それは自分に自信がないことで責任を医師に転嫁しているような印象がすごく臨床の中でありました。だからそのように言う看護師に、腑に落ちないと思ったら医師に言い方を変えて言えばいいんじゃないかと言っても、やはり指示だからというように。何か、いつも医師の後ろにいるようなことがあったと思います。そこまで言うのであれば裁量と引き換えに責任を一緒に分担するようなことを私たちからアピールしないと、この制度自体も何かいつも医師にぶら下がっているような感じになってしまうような危惧を抱いています。看護師が自律してケアに責任をもつことが必要で、自分たち自身が直面している問題として考えなければいけないと危機感を持っています。

有賀　おっしゃることはよくわかりますけれども、そういうふうに現場に思わせてしまっているのも実は管理者なんですよ。だから、医師が「私たちも責任を取るから一緒にやりましょう」という言い方で、その場面場面が展開する話をそのまま持っていくことが本当にいいことなのかということですよ。

そうじゃないんですよ。患者にとって一番いいことをやってくださいと言って、それを現場は粛々とできるということが大事であって、そこでもし困ったことが生じれば全部引き取りますよと。そういうふうな形で組織としてやらないと、組織としてやっていることにならないんですよ。そのことがとても大事です。

そういう意味での医学教育が完璧に欠落していたことは間違いない。病院管理なんて大学の講義にはなかったんだから。三年くらい前に病院管理学会があって、そこに高久先生もいらっしゃった。私が今のようなことを話したら、看護の偉い人が、私たちはマッカーサーから看護管理を教わったと。

岩澤　ＧＨＱですね。

有賀　そう、ＧＨＱから教わった。それで、同じ時期にお医者さんたちも教わったことになっているけど、まるで駄目だった。だから歴史の結果がこのようであったということで、合理的な理屈の下でやっていかないといけない。ただ単に現場に任せた場合、現場が萎縮したら本当に正しいこともやらない可能性があるのです。

岩澤　そうですね。

有賀　そうでしょう。現場に責任を取らせたら。だって、やらなければ事故なんか起こらないよね。一番いいのはやらないことになってしまう。だからそういうことではなくて、ということですよね。結局、もし困ったことがあったら、やはり病院としてごめんなさいを言って、なんであがなうかといったらお金であがなうしかないですよね。そのような方法できちんと病院が処理する。現場にはそういう意味で不合理な負担をかけないというふうにしなければ、やっていけないでしょう。

木澤　まさに試行事業のときに皆が直面していた大きな課題でした。試行事業でしたし、アクシデントはあってはならないような空気があり、医行為を行うのにも躊躇しましたが、指導してくれた医師が口を揃えて言っていたのは、「誰がやっても一定の割合で、失敗もある」ということでした。いっきに気が楽になった思いがしました。この制度を作るにあたっては何も教育されてない看護師を守るというところの意味も大きかったというふうにはお聞きしていますが。

有賀　教育されていない看護師を守るというのは、具体的にはどういうこと？

木澤　厚生労働省が看護業務実態調査をしたときに、基本的な教育をされていないのに侵襲的な医行為をしているケースがあることがわかりました。実施した看護師だけではなく患者の安全を守るためにも、きちんとした教育をする制度が必要だという議論があったということを聞きました。そういった意味で、制度から組織論に大きくなって、なるほどと思ったのですが。他のコメディカル、薬剤師とか診療放射線技師とかの枠もあるということですね。

有賀　診療放射線技師さんが、従前だったら看護師さんがやっていた点滴とか造影剤の注腸もできるんでしょう、今度は。そういうふうに職能を移譲されたわけです。それで何か困ったことが起こったときに、それはその技師さんが自分で勉強が足りなかったなと思って自分で自分の責任を取ろうとする、そういうような心の動きそのものは私はあってもいいと思いますよ、道義的には。だけど、世俗的な意味で誰がその責任を取るのかといえば、そういうような仕組みを導入したその組織体にあると考えないと話は通りませんよ、やはり。

だから、それを「よろしくね」と言った看護師さん、または医師と、それからその、よろしくやれと言われた診療放射線技師さんがいたとして責任の分担をどうするかというような話にはなりません。繰り返しますが、そういうふうなことを仕組みとして病院の中で展開するようにしたのは病院長なのです。それはもう病院長が腹をくくるしかない。ごめんなさいを言うときにはごめんなさいを言って、払うものは払うという方法しかないでしょう。強いて言うと、診療報酬の中にその程度のお金が、病院に貯まるようにしておいていただきたいっていうのはありますよね（笑）。

岩澤　全体の中で、ですか（笑）。
木澤　だんだん厳しい状況になってきているんですか（笑）。
有賀　だって飛行機に乗るときにはそれなりの保険があるじゃない。だから病院に来るときも、玄関を通ったら十円置いていってと。だって病院でやってることは危ない。飛行機だって落ちる。病院だって時には飛行機が落ちることがあるじゃない。だったら門をくぐったら百円置いていく。そのような話は考える価値はありますよね（笑）。

特定行為研修を修了した看護師の働く場所・役割

木澤　そもそも特定行為研修は、これから二〇二五年問題に向けて、医療のニーズが変わり、在宅療養の患者さんが増えることを想定して、病院に今までたくさんいた看護師をそちらで活動するためのものということを想定されているということでしょうか。
岩澤　こういう研修を受けた看護師は、最初に紹介したようにいろいろなところで必要とされてくると思います。それとは別に、これから高齢者が増えていくなかで医療・介護の提供体制がどうあればいいかを考えるときに、もっと病床の機能を分化させる。そして生活の場に戻るという意味での在宅や在宅に近い施設での生活、そこでも介護と必要な医療も提供しましょうという大きな流れがあるのは確かですが、どの機能の場でもこのような看護師が必要とされます。

有賀　こういうふうに考えるのが一番わかりやすいと思う。東京で走っている救急車百台のうち、いわゆる救急科専門医が診ている患者は三台くらいです。あとは一般の医師たちが診ています。総合診療の専門医がもしできたと仮定しても、その総合診療専門医が二〇二五年に向かって大事だということはわかるけれど、おそらく圧倒的多数は今の開業されているかかりつけ医の方たちが診ていて、総合診療専門医はごく一部に点在する程度だと想像できます。

何を言っているかというと、救急医療に関して救急科専門医が相当程度にいろいろな意味でリーダーシップを発揮することは間違いない。それと同じように、おそらく総合診療専門医という人たちもその地域の在宅を含めたなかで、リーダーシップを発揮することはたぶん間違いない。つまり、今想定している総合診療専門医の医師像は、今現在、地域で開業されている先生で、例えば地域医師会の役員などをして地域医療を支えているような医師がリーダーシップをとっているわけです。そのような医師像です。

だから、研修を終えた特定看護師さんたちが、二〇二五年のときにたくさんいるかというとそうではなくて、ポツポツポツといて、そういう人たちがリーダーシップをとっているのではないかなというふうに、私は漠然と思っています。おそらく最初はポツで、その次はポツポツで、その次はポツポツポツポツくらいで、うんと先に大量にいる。それでもやっぱり地域のリーダーだと思いますよ。だってこの資格を取らない看護師さんのほうが多いのですから。

岩澤　そうですね。

有賀　きっとそうですよ。だから、おそらく地域で勉強会とかがあるとそのリーダーとして頑張るのではないだろうかと思います。ひと昔前は救急救命士が救急隊の勉強会のリーダーをしていました。今でも地方に行けばそうですよね。救急救命士さんは結構増えていますが、今は指導的な救急救命士という人たちを増やしていかないといけないという話をしている。それと同じですよ。

岩澤　リーダー養成というわけではないけれども、順々に出ていきますので、最初の人たちはその地域病院でリーダーを期待されるでしょうね。

有賀　それでいいんじゃないですかね。

岩澤　そのときに医療機関が、自分の病院はこういう看護師はこれくらいいたほうがいいという割合が、それぞれに出てくるだろうと予想しています。

有賀　四六時中必ず一人病棟にいるなんて話は大変なわけで、初めは日勤帯に一人ですよ。

岩澤　そうですか（笑）。

木澤　でも日勤帯に一人でもいて、病棟の患者さんが悪くならないようにモニタリングをして日中のうちに医師に必要な報告を全部しておけば、一晩、医師も安心して寝られるし患者さんも安心して寝られるわけですよね。で、今それを作ってきたのは、認定看護師とか専門看護師の人たちが実践する姿を見せてきたわけで、やっぱりポツがいるとその周囲の看護師が影響を受けてそこの病棟がうまく機能していったりすると思うので、そういうのも想定してということですよね。病棟の見張り番とでもいうんでしょうか。

有賀　最初はまあ、たぶんそういうような人たちですね。おそらく救急救命士もそうですし専門看護師や認定看護師もたぶん初めの頃は相当程度、エリート的な人がなったんじゃないんですか。

木澤　そうですね、先駆的に役割開発をしてきた人たちだと思います。

有賀　これも初めの頃は相当程度に士気の高い、スーパーナースとは言いませんが、そういうような人たちがなっていくという話でいけば、ポツしか存在していなくても、それでもかなり違いますよ。

木澤　そういう意味では、初めに実践している人たちをどういうふうに活用していくかというところも、やはり制度の面にかかってくると思いますよね。

有賀　活用については、例えば私が勤めているところで言えば、重篤な患者さんが多数いるところにおいては猫の手も借りたいという状況になります。したがって、しっかり勉強してきて武器をたくさん持っている看護師が一人でも多いほうがいいに決まっている。

その人が一人いることで、もしうちのＩＣＵに一人いたら、その人たちはおそらく看護師さんたちにいろいろなことを教えてくれるでしょうね。だから看護師さんの中において全体のレベルアップに相当程度寄与するであろうと思います。
また、医療安全とかそういうふうな観点で、病棟の力全体がアップするだろう。だからたぶん、他の病棟でもそういうふうな人が欲しくなるという波及効果があると思いますよ、私は。

木澤　私が試行事業をした際、救急領域だったので挿管をしたり、動脈ラインの確保をしたりしていたわけです。でも、医行為を行うことだけが、役割ではないことに気づきました。医行為を活用して、何をすることが有用なのかを考えていたとき、病棟からの患者相談を受けていました。試行的にある病棟に週に一回行き、その病棟の全部の患者さんを診て、医師が手術に入ったりして病棟に来ないときに朝撮ったレントゲンを受持ちの看護師さんと一緒に見て、「ちょっとこの人、右肺の透過性が低下しているから、たぶんサチレーションも下がったりなどあると思うから、こういうケアをしていこうね」とか、「こういう状態になるようだったら先生を呼んでね」とか、または医師に直接電話をかけて「先生、ちょっと患者さんの呼吸状態が悪くなってきているようなので血ガスとっときますね」と言って結果を報告します。そうしたら「これだけウィーニングしといて」とか

「これだけやっといて」というような大まかな指示を受けて実践していました。一緒に呼吸リハをしている理学療法士さんなどとも一緒に画像を見たりして、チームで患者を医学的にアセスメントするようなことができるようになりました。ですから、そういう意味で多職種連携に特定看護師の活動はすごく有用だと思うんですよね。

私は救急認定看護師と急性重症の専門看護師ですけれども、特定行為の研修を受けたときに思ったことがあります。何かというと、スペシャリストの更に上を行ったのではなくてジェネラリストの深いところを見たような気がしました。領域が違っても、例えば在宅に行っても患者を診られるようなものが（自分の中で）生まれたかなと思うので、実は在宅にも訪問看護師と同行訪問して在宅の患者さんのケアをしたり、そういうことができるようになったのです。看護師は活動の領域が限られてしまうともったいない。診断名から患者を診るのではなく、病状や徴候から患者が診られる能力を備え、医師がいなくても患者さんの全身と生活を診られるというのが研修を終わった人の理想かなと思います。

有賀　結局、共通科目の部分の重要性ですよ。

木澤　実習では、医師と同じように患者を受け持ち、朝夕のカンファレンスに出るわけです。そのときに自分が受け持った患者さんの状態を報告してと言われ、自分のとった患者さんの所見、検査データや、画像の読影と解釈など、医師といろいろなやり取りをします。あの経験は看護経験の中ではまったくなかったです。研修医が一年たつと臨床実践能力が格段に上がって全然変わって違う人に見えるというのは、そういうような教育、自分の思考を試されるようなトレーニングを十分に受けるということが理由なのだなと思いました。

有賀　だからもしそこに薬剤師がいると、今度は薬剤師に質問するわけです。そういう質疑応答をすることで薬剤師さんたちは勉強するわけですよね。同じことですよ。

特定行為に関する研修を経た看護師さんがもし入っていると、そういうつもりで質問しますからね、医師たちは。そうじゃなければ、ガス交換の話について無理矢理医学的な言葉を使って質問するなんて、いじめになりますからね。

木澤　そうですね（笑）。

共通科目を学ぶことで身に付く〝ケアの根拠〟と自信

有賀　それなりの勉強をしてきたということがわかれば「どう思いますか」って尋ねますよ。質問された人も「こう思います」という話が返ってきて、それによってお互いに勉強する。チーム医療の極意というのはそこですよ。一人一人が質問をしたりされたりすることによってパワフルになる。皆でスクラム組んで仲良くやるという問題じゃない。

岩澤　そのときに、それぞれに専門があるのですべてが重なるというわけにはならないけれども、共通の部分の知識を持ってそれにそれぞれの専門性を持ってどうかということですよね。

有賀　そうそう。

岩澤　看護の話になると、看護でも診療の補助と療養上の世話を併せて行うから看護師だと思うのですけど、今回この研修、共通科目を学ぶことで、ケアの根拠もすごく強化することになります。一時、診療の補助のところがクローズアップされているがゆえにいろいろな意見が聞こえてきたんですけども……。

有賀　そんな看護師はいらないってね（笑）。

岩澤　それはケアなのか治療でいくのかという選択肢の根拠で、ケアそのものの根拠にもなっていると思います。さっき看護師同士ではそういう話にはならないのですよね、とおっしゃったときに、じゃあいったい何をもとに判断？　それは経験則だけではなくて、病態のこともあるはずなのですが……。

有賀　あるんですよ。看護教育の中には生理学も病理学もみんなある。あるけど、勉強の仕方が医学部とちょっと違うんです。その部分でどうしても今言った医学的な部分が弱いと人に言われてしまうわけです。

木澤　看護師は臨床の中で患者さんを診断するような見方では教育されていないです。情緒的なものとかに結び付けがちで。でも患者さんが求めているのは自分の体の安全なわけなので、ただ手だけを握ってもらいたいわけじゃないですよ。それは可愛い看護師さんがいたらいいいって言われますよ。

有賀　いやいや、私は小学生のときに手術したんだけど、そのときにずっと手を握っていてくれた看護師さんは今でも忘れませんよ（笑）。

木澤　それは看護師としての実力にプラスして、ですよね。

有賀　婦長さんだったけど。奇遇といえば、私を手術してくれた人を私が看取っています。だからそういう意味で今でも忘れませんよ。大事なんですよ、手を握ってもらうのは。

木澤　理想はどっちもできることなのでは……。

岩澤　誰の手でもいいというときと、できたらこういう人の手がいいというときと（笑）。ないときは誰の手でもいいんだと思いますけど。

有賀　いやいやほんと、看護師さんの存在は大きいですよ。

木澤　そういうことを看護師自身が自覚していないのもあると思うのです。だからちゃんと意見を言える看護師は、医師と同じような思考ができるナースで、かつ、手を握れるというふうになっていかないといけないと思います。ちょっと勘違いすると手は握らないわ、おむつは替えないわ、になっちゃったりします。それはごく少数派だと思いますけれど。患者に不利益になることがわかるとか、自分の裁量の範囲はここまでというような自覚を持つというための知識ベースは必要で、それを臨床で実践にするには変換器が必要なのかなと思います。その変換をするための教育はＯＪＴだったりします。ポツんと点在しているにすぎない現場に入った「研修を受けた人」がどんどんＯＪＴでスタッフに伝えれば現場は活性化します。しかし、今はまだ気が付かない看護師がたくさんいると思うので、そこをうまく「ポツ」がちゃんとやって医師と調整するというのがいいのかなあと思います。

有賀　まあ、ポツポツポツと出てきて、その手の議論を普段からしていけばいいわけでしょ。

木澤　やっぱり医師と議論できる看護師を見るとみんなは「かっこいい」とか「私もやりたい」とか、医師と同じような思考プロセスで報告すれば患者さんのこともわかってもらえるんだという人が出てくることが、医師にとってもいいと思うし、「阿吽を形にする」のがこういう人なのかなと思います。「あ、よろしくね」のよろしく具合がわかるような。

有賀　研修医にとってはとても頼りになる存在ですよね。だって手練手管的な部分はおそらくこちらの看護師さんのほうが何年かたっていればできるわけですよ。

木澤　そうですね。

有賀　さすがに今回、気管挿管は特定行為研修から削除されましたが、気管挿管があったとすると、おそらく初めてやる研修医から見れば、どんなふうになっているのかという話は上級医にはもちろん聞きますけど、それでもやはり普段から一緒にいるような職種の人に聞けるほうが聞きやすいはずですからね。

木澤　たぶん上級医だと、わからない人のつまずいているところがわからないのかなと思います。私が自施設の医師に縫合を教えてもらったときには「木澤さん、これでこうでこうだよ」のような身振り手振りのアクションはありましたが、それがわかりにくかったです。先生も私に教えるとなると、「あれ？ いつもどうしてたっけ？」みたいな感じ（笑）ですので、研修医とやり取りしたときに同じ痛みがわかるというか、患者の流れがスムーズになるようなコーディネイトがうまくできるような気がします。

有賀　どちらにしろ看護師さんがパワフルになれば、まわりもパワフルになります。きつい質問が飛ぶわけだから。

木澤　そうですね。

〝特定看護師〟の存在を知らしめるためにできること

木澤　今までは臨床経験が長い人たちが主《ぬし》のようにその場を仕切っていて、豊富な臨床経験から患者評価をパターンだけで覚えていたように思います。それが、特定研修を受講することで患者アセスメントにすごく深みが出る。それが国民にもわかってもらうようにしたほうがいいと思うんです。

岩澤　研修を修了した看護師が働く病院を通してということになりますね。病院とか訪問看護ステーションの看護師を通してでないと、何のことだかわからないということになってしまうのではないかなと思います。

木澤　例えばこういう看護師がいる病院はこうですよとか、何かそういう案とか。

岩澤　「こうですよ」はこれから作っていただくので、実態先行で説明していくというのが、一番受け入れやすいのではないかと思います。

木澤　例えば、医師臨床研修病院ですよとか、研修を積極的に受け入れていますよというのが、だいたい病院に掲示してあります。「ああ、この病院はそうなんだ、教育にも関与しているんだ」というようなことが、国民にはわかりやすいかなと思うんですけど。

有賀　おそらく臨床研修病院ですというのを玄関に貼ってある病院と、無理に貼らないという方針をとっている病院があるんですよ。貼ることのほうがいいかどうかわかりませんけど、貼るということでいくなら、例えば特定行為に関する研修に協力していますとか、そういう話を前面に出して、少し患者さんに「特定って何？」と言わせる程度のパンフレットを置いておくというようなこともあっていいんでしょうね、きっと。

木澤　いろいろやりやすくなるというか、試行事業のときもそうだったのですが、病院に掲示を出したりしましたが、実際に患者さんに研修を修了した看護師がやりますと言うと、やっぱり嫌と言う人もいました。何らかのちゃんとした制度だと言うためには施設ごとに努力義務で行っているのではないというのであれば、もっともっと追い風になっていくのかなと思います。

有賀　私の母なんかがそうなんだけど、大きな病院に行きたくないんだよね。できあがったお医者さんにしか診てもらいたくないって言う。

木澤　わかります。

有賀　わかりやすいと言えばわかりやすい。だから私が働いていた病院に母は来たがらない。今でも。しかし、教育のあるところに本当の良い医療もあると、そういうふうな話を少しわかりやすく言ってあげたほうがいいんでしょうね、きっと。内科のオスラーという医師が「教育のない病院は病院じゃない」と言ったそうです。私たち医師の業界の教育は、結局、伝承の世界でしょう。

特定行為に関する研修に共通科目があります。これは確かに非常に大事な部分でコアだと思いますけど、コアだけで看護師さんは生きているわけではなくて、この周辺に手練手管の技量が加わるわけです。それからその技量を展開するための前頭葉とハートの部分があるわけでしょう。それはほとんど伝承の世界、先輩から後輩に教えていくものがたくさんあるじゃないですか。手術なんかはまさにそうです。

だからそういう意味で、教育こそが医療のクオリティの眼目だという話を厚生労働省が打ち上げて、この手の話はその一角でございますという話をテレビドラマでやろうくらいでないと普通の人にはわからないと思いますよ。

木澤　研修医も寄りつかない病院だけれど、医者が居ればいいだろうではなくて、教育があると有機的に医療が回っていますよといったイメージを国民の皆さんに持ってもらう。切磋琢磨でいろいろな新しいことを取り入れる。実験台の意味じゃないというのはしっかりと打ち出さないと、たぶん最初は嫌だと言われます。患者さんが実験台にされるのではないかということで。

有賀　ある人物から、うちの社長をお願いしたいというふうに言われて入院させたところ、研修医がいますからよろしくと言ったとたん、若いのはそばに来るなとか言った。二度と診ないぞと言いましたよ。

要するに昭和大学病院に来るということは若い人が教育されているということを前提で来てもらわないと困るわけ。看護学生もいるでしょうし、卒業したての看護師さんだっているわけです。看護師だって三年目もいれば十年目もいるわけで、それが重層してやっているわけですよ。だから医学部の学生が来て所見を取ったりするときに、あっち行けって言うのは困るよね。そうじゃないってことですよ。

木澤　やっぱり国民の皆さんに育ててもらうのが医療者だっていう意識が、まったく今はなくなっちゃっているような、希薄になっています。でも次の世代を担う医療者を育成しなかったらまずいですよ。それと病院を選びすぎてしまうと、自分たちの首を絞めるというのを国民の皆さんは知らないじゃないですか。

有賀　それはある意味、医療者の倫理、つまり医療者が具体的に自分たちで持たなきゃいけない倫理性と、患者さんたちの持つ倫理性とがシンクロしないといけないんです。患者さんたちも今現在自分のためだけに医療者がいるわけじゃなくて、将来の医療者がここで勉強しているということをわかったうえで病院に来なければなりません。

木澤　病院を選ぶのに一般の人はすごく迷う。例えば臨床を行って、研修も受けている医療者がいるならこの病院にしようと行っていただきたい。

有賀　名札に研修医と書かないとか、玄関に臨床研修病院であることを示さないというのは、今言ったように勉強途中の人がいることがもし負に働くと嫌だと考えるからだと思います。いわば〝客商売〟をするうえでよくない、というようなことがあるようです。初期臨床研修病院の第三者評価のために現場に行くじゃないですか。異口同音に同じセリフのやり取りが返ってきます。名札に書いてない、玄関に書いてない。病院はそれを外に向けて言いたくない。

岩澤　かかって見たらわかるんですけどね（笑）。

有賀　そりゃ玄人はわかりますよ、すぐに。だけど素人は、若いお医者さんでもできあがっているというふうに思うんでしょうね、きっと。私の母は医者の娘ですから、若いのを見たら危ないと言う（笑）。

木澤　なるほど。

第6章　特定看護師が医療を変える

特定研修修了看護師活動のモニタリングについて

木澤　特定研修修了者がこれから出てくると思います。修了者の登録は厚生労働省が取りまとめて行うことになっていますが、その後のことというか、どんな業務をしているかとか、おそらくそれは、特定行為の追加修正にも係ると思うんですけれども、行為の追加、修正は省令で決めていくということになっているのですが、特定研修を修了したあとの看護師の活動のモニタリングはどんな形で実施するかというのは考えられているのでしょうか。

岩澤　考えてはいますが、まだお話をできる状況にはないです。修了者名簿が届き、行為区分を増やしていく人がいますので、個人ごとに、研修区分を二十一終わってる人、五つ終わってる人、というのはわかります。行為区分ごとに何人というのもわかります。でも研修修了者が現場でどうなのかが、追いかけられないのです。

木澤　例えばうちの病院だったらこの区分を取りたいんだけど、今の区分に入っていないからこの行為は認められないかっていうことは？

岩澤　そういう意味ですね。区分や行為の追加という意味ですか。それは、審議会の部会の中で検討していただくのですが、それを見直すルールを今検討しているところです。挿管も含め、他の行為をどんなルールで出してきていただいて検討するのか、あるいは特定行為から除外するのかというようなことと。

有賀　今の話は、ある看護師さんがこの勉強をしましたということについては厚生労働省で把握されていると。だからそういう勉強をしたということが、例えば病院長、ＩＣＵの部長、在宅をやっている院長に把握されれば、あとは上手にやれることがわかればよろしく、という話が手順書に沿って行われる。それだけの話ですよね。

木澤　厚生労働省が把握していると思うのですが、例えばA病院だともっとこの項目を追加してもらったほうがいいのにと思ったときにどうすればよいのでしょう。

岩澤　項目の追加というのは、その人が受けたほうがいいなじゃなくて、三十八のリストに追加したほうがいいな、という意味ですよね。そこを今、考えているところです。

有賀　現場感覚的なことで言えば、それができるということを確信した、包括的な指示を出し得るドクターがいれば、場合によってはできてしまう可能性もありますね。

木澤　そうです。端から見てもわかるということが制度化の一番大きなポイントですよね。

制度創設を機会に、役割拡大ができるんだという可能性というよりも、なんか項目が限定されたみたいなイメージを持っている看護師が多いんですよね。

岩澤　これ以外は、してはいけないのではないかという意味ですか？

木澤　そういうような感じです。なんで三十八行為なのかとか。

有賀　挿管するとかありますよね。気管挿管するとかありますよ。

岩澤　挿管については診療の補助としていろいろな指示でどうぞです。

有賀　やってますよ。教育もしているところもあるし。

まあ、最初だから三十八なんでしょう。行政がどこまで数をフォローアップするかという話も、先の先はフォローアップしない可能性もありますよ。そこまでやっていられないとなりますよね。

木澤　そうですよね。

有賀　一人一人がどこまでやったみたいな話は無理です。

　十万人いたときに、いろんなパターンがあって、なおかつプラスアルファで三十九個目、四十個目とかってじわじわとやっていったとき、おそらく十万人を超えて、かつできる行為が四十五とか六十なんかになったらもう「やーめた」になりますよ。勝手にやってと。

木澤　試行事業を行っていたときも、患者を診ていく流れの中で医師と活動していくときに、挿管はできるんですけどチューブの位置調整は行為に入っていないのでできませんとは言えないわけなのです。患者を診る流れの中での部分というのはその施設と患者さんの状態によってある意味同居する部分があると思います。それが良いか悪いかなんてことを突いてしまうと困ったことになりそうです。

有賀　良いか悪いかじゃなくて、それはできると思ってもらわなくては。その部分は今回のこれとは無関係にできるというふうに今は考えていてもいいんじゃないかと。

岩澤　今までもできたように、同じようにできる。

木澤　そうですよね。

有賀　うんと先までいくと、言葉は何というかわかりませんが、研修をしたら皆がやれる。

木澤　そこに持っていくということでしょうか。

有賀　そういう時代が来るんじゃないかと思いますよ。

岩澤　逆にこれって行為三十八それぞれ手順書っていいますけど、不自然ですよね。もっといろんな組み合わせの中でこういう場合ああいう場合という指示が出るのが自然だと思います。

木澤　試行事業をしたときに、患者の診療の流れを手順書にしてそれをもとに活動することが求められましたが、先生たちと困っちゃったんです。「患者を診る自分の頭の中を紙に全部書き写せというのはできないよ」というふうに言われました…。現場では、そんな認識でした。ただ、実際には患者さんの状態で判断するのがやはり必要だ、ということになって、国が制度を作ったときにそこにぶら下がるのか、それを取っかかりにして「よし、これをやってみよう」と思うのかで、全然違うなあと思いました。

岩澤　両方のパターンのところがあると思うんです。

有賀　最初だからきっとこうなんですよ。だって私たちが普段考えているプロトコールなり包括的な指示なりという話は、ものすごくバラエティに富んでいるわけですよ、結局は。だって患者さんが思い通りにこういくかと言ったら、そうじゃない患者さんがいるわけです。そういう状況があることを前提にクリニカルパスを作っているわけですよ。外れ値があるわけだから。外れずにどうするかという話は、そこはそこで具体的な指示になるのかもしれないし、別の包括的指示になるのかもしれないし。

木澤　そこが何となく看護師文化の中で決まりは守るという、先生たちとちょっと考え方が違うんですよ。

有賀　そうそう。

岩澤　でも決まりはそれがすべてではないというか……

木澤　もちろん。

岩澤　現場はきっとそれにプラスして動いていますから。

木澤　動いているんですけど、やっぱり医師からの指示があったときにそれをどこまで応用していいかとかというのにはならないんです。例えば、これは現場の話ですけれども、血圧一二〇でドクターコールとなったら、一二八だったらどうするのかという話になっちゃうわけです。組織で動いていたときになんで一二八なのにコールしなかったのと先輩が聞くと、現場の看護師はそれに合わせなきゃいけないいと思って、そういう文化が……。

岩澤　逆に、そこも判断しないで何でもコールしてくるの？　って言う医師もいらっしゃいますよね。

木澤　もちろん。だから患者の状態もあまり見ないですぐコールする看護師は信頼がなくなるわけです。

医師から「なんでそんなことを何回もコールするんだよ」と言われることがあります。それを少なくするためには、特定行為研修を受けた看護師がいて「今コールしなくても大丈夫。患者の状態がこうだから、こういう症状があったらもう一回観察して先生に言ってみて」と病棟の看護師と患者の所見をとって教える、そういうことをやる人がなかなか少ないのです。七対一になって看護師の数は増えていますけれど、七人の中に新人が五人いても七対一なんです。

だから質を上げるためには、特定研修を受けた看護師が現場の看護師の臨床実践教育をすることが理想だと思います。現状では基礎教育での医学的教育は病態中心で少ないですし、一年目はがっちり新人教育制度で基本的なプログラムが規定されていると、基礎看護技術を安全に実施することが最優先なのでなかなか応用を考えるという指導、教育は難しいです。大きな病院であるほど看護師の裁量が少なくなっているという現状があるので す。だから皆、三年から五年目の臨床経験がある看護師がチーム医療のキーパーソンといえるのかという声が上がっているという理由の一つです。

岩澤　結局、相手あっての話なので、先ほどの百いくつでコールと言ったときに何でもコールしてきてなんでだよというのと、一方で、なんでコールしなかったのかという両方がありますよね。

木澤　あります。

岩澤　そこを判断してどうするかが看護師によって違ってきちゃう。

木澤　あと医師によって、どう対応するかを考えていますね。この先生だったら絶対様子見だなというのもありますけど。

岩澤　新人研修ももう決まっていると言われましたが、あれは目安として示したものなので、それぞれの医療機関でもっと高いレベルとか、もうちょっと低いレベルとか、これも入れるとかというのが、自由なのです。病院で看護師を研修していくわけですから。でも縛っちゃうわけですね、自分たちを。

有賀　まあでも、こういう骨格で物事を考えていく仕組みができたんだから、あとは上手に使えばいいだけの話ですよ。

木澤　上手に使っていいというのもまた変ですよね。あとは現場で。

岩澤　上手に使っていいんだと思いますよ。制度は活用するものなので。現場のための制度で、現場がそれでうまくいかないと困ってしまいますが。

木澤　それが皆さんにわかってもらえるように。

有賀　そのためにこの本を作るわけだから。

木澤　そうですね。じゃあ広報もしないと、みんなに。

有賀　だってみんながわかっていればこの本を作る必要はないわけで。

木澤　いや、「特定行為研修」についてまとめてわかる本っていうのはないですよ今、全然。

岩澤　ないです。

木澤　みんなどこで情報を探ったらいいのかがわからなくて。

木澤　私自身もクリアになるようです、なんか（苦笑）。

有賀　木澤さんがクリアになるんだから他の人もクリアにならないはずがないわけですが、木澤さんがクリアじゃないということ自体が問題ですね。

木澤　はい。看護師自身が自分たちのこととしてもっとうまく活用しなきゃいけないというのは、日本看護協会がこれからどうしていくかということを示すことも重要ですね。

岩澤　日本看護協会の役割は大きいと思いますよ。

トップランナーたちの役割

有賀　この本の山場の話をしたいと思います。木澤さんは試行事業の中でこの研修を終えた、いわばトップランナーです。特定看護師に期待されるものは何か、逆にいえばこれから何をしたいか、しなければならないか、それを聞かせてください。

木澤　そうですね。最初はゴールがわからないのに走らなければいけないような感じでした。病院としてもどういうふうに私たちを活用したらいいのかというのがわからなかった。「今まで認定看護師や専門看護師でやっていたのと何が違うのか」といろいろなところで聞かれるのですけれども、診断プロセスを医師と一緒に考え、一人の患者さんの診断を付けるまでのプロセスを共有するということではやはり研修前後で考えが変わっていたことに気づきました。机上での臨床推論のシミュレーションよりも実際に施設に戻って、患者さんから直接情報をとって自分の臨床推論を医師とやり取りすることですごく腑に落ちてきたというのがありました。

それは、先生がおっしゃったように、やっちゃいけないことというのが頭でわかっていることと、目の前の患者さんを医師と一緒に責任を分担するということでの裁量というか、権限をもらったときのことなのではないかなあと思います。試行事業中に有賀先生が当院を訪問されたあと、有賀先生にメールをお送りしたと思います。「医師でも看護師でもない人が活動をしているような感じで、ニューハーフのような感じですごくやりにくい、目指すものがわからなくなった」と半ば愚痴のような……。そのとき有賀先生から返ってきたお返事が、「君は看護師であることに変わりはないよ」ということを言われ、「あ、そうだ」と思ったんですね。忘れています？（笑）

有賀　いや、そのつど正直に本当に思ったことを言ってるだけなので。

木澤　医師に近いことをやっているようなイメージがあったり、他からもそう見られたり、なんかちょっと自分が浮いているような感じがしていました。だから、現行の看護師の職能から外れるということはこういう感覚なんだなというのがわかりました。それと逆に、医師の職能と看護師の職能の違いが、ちょっと自分が引いて見たときにわかりました。一番は、医師が持っている患者に対する責任の重さというのが、看護師の責任範囲とは異なり、計り知れないということ。指導医と「特定看護師ってなんだ？」ということを何度も何度も、時にはカンファレンス室だったり、思い出したように廊下で歩いているときに話したりして、作っていった経緯があります。ですからたぶんその施設ごとの役割というのは、制度は一つなんですけど、いろいろな色があって作っていくのかなと思います。

有賀　僕から、「基本的にはナースなんだから立ち位置はナースなんだ」というそういうふうなメールを送ったわけ？

木澤　そうです。ニューハーフでも何でもないし「君は看護師に変わりはないよ」と言われたときに、チーム医療って補完という言葉がすごく使われていたのですが、そうだ私に求められているのは看護師としてみることだということが、すごく腑に落ちました。というか、言われたときには実際にはよくわからなかったということがあったので、そういう意味では実践で、ここまでやっちゃいけないなというのがわかりました。それは私の後輩も一緒で、今まで先生に「早く診断して、早く診断して」と言っていたのを、タイミングを考えようとか、〝医師はこれだけ複数の患者の治療をしながら診察しているのだ〟というのがわかったから、お互いに協働できるようになったということがありました。それで本質はぶれていないんじゃないかと確信できました。

ただ、方向が間違ってしまうと、ちょっと勘違いした、医師に近いことをやっているとステータスのようになってしまい、自分がナースとしての職能であることを見失っちゃう人もおそらく出てくる危険性もあるなと感じました。

有賀　「ミニドクターじゃありません」という言い回しがありましたね。

今看護学校の校長をしていますけど、看護というのは、ある意味奥が深い。結局患者さんの生活をみるというところがどうしても出てきますので、そうするとその立ち位置から離れると、もう一気に患者をみることにならなくなっちゃう。

私はある医学雑誌に「看護師さんたちが医者を使うという観点を持たないといけないのではないか」という話を書いたことがあるのです。自分の受け持っている患者さんの歯が悪くなったら歯医者さんを呼ぶ。それと同じようにお医者さんを呼ぶ。そういうような観点で看護の部分をきちっと持っていないといけないのではないかと、そういう話を書きました。お医者さんが患者を面倒みていて、それをその裏で支えるというようなことではなく、もうちょっと前面で患者を全体として支える。それで困ったところをお医者さんに聞く。そういうふうにしていないとミニドクター的になったり、どっちつかずになったりという話が起こり得るのではないかな。そういう感じですかね。

木澤　そうです、改めて看護ってなんだろうなっていうのを考えて、やはり病気を診るのではなくて生活者としての人をみたときに、どんなリソースを使ったらいいか、ここはやはり診断して治療してもらわなきゃいけないとか、ここは理学療法士の人と一緒にやらなきゃいけないという、総合的なコーディネイトを折に触れ徐々にやっていくというのが重要なのかと。でもそのためには、倫理性であったり、自分のプロフェッショナルとしての自立のためには資格とか何かではなくて役割をどう作っていくかというのを、特定行為研修プログラムに入れなきゃいけないのかなと思います。

有賀　考えることをプログラムに入れても入れなくても、考えざるを得なくなるというか、これからの実践ですよ。

二〇二五年に向けて——特定行為研修修了者に期待する

有賀　私が卒業した頃は、交通事故の患者が救急車で運ぶ六割七割を占めていたわけです。交通事故ですから基本的には若い人です。だから医学の力で一定の水準までいけば、あとは自分で元気になって病院からいなくなるわけです。これからはそうじゃないでしょう。医学の力でそこそこやっていれば退院していくなんてことはあり得ないわけです。結局、生活に戻すにはどうするかという、ものすごく大事なものが残りますよ。そこでは先ほど話した倫理性の問題にしても、どこまでやるかというようなことも含めて、大変な時代ですね。だからそういう意味では、医師が武器を持っているという話は、ある日それを使うこともあるし使わないという判断もある。ここですよね、ポイントは。

岩澤　先生、今「武器」っておっしゃいました。まあいろいろな受け止め方をする人がいるわけですけれども、こういう研修で知識・技能を持つことはすごく強い武器を看護師として持つことになる、それをどう使うかは場面によって、一緒に働く医師によって、違ってはくるけれども、選択肢が増える。それは患者さんのために選択肢を増やして何がその時々の最適かに係れるという、すごくいい話だと思うというのを、スパッと言った友人がいます。

有賀　薬剤師さんもそうですよね。在宅に行って点滴ができないって本当に辛いって言っていました。今はできませんよね、法的な縛りをきちっと守っていれば。でも看護師さんはできますよね。医師の指示が必要ということがあったとしても、とにかくやれるわけです。だから武器が増えるのは大きいことですよね。

岩澤　実は特定行為を手順書で行うためには、研修は義務ですが、手順書によらない場合はそれぞれのところで判断して実施していただければいい。今回、特定行為になっていない行為で診療の補助の行為は、医師がどんな指示のありようで指示しても可能。手順書を作ってやっても可能というわけです。

有賀　だから、現場感覚的に言うと、そういうことができ得る技能と判断力を持った、看護師がいれば、そういうふうな形でやりましょうねと。そういう形でその場でやっていくことは可能と思います。

岩澤　現場でやっていくことは可能です。今もそうだと思います。

有賀　だからおそらく、本質論的には共通科目の部分をちゃんと勉強してもらうこと。それから、いくつかの区分があるけど、在宅できっと必要だとか、インテンシブケアできっと必要だとか、外科の術後だったらここというような、比較的メジャーなところがある程度できた看護師について言うと、そのあとのプラスアルファは現場で上手にやっていけるんじゃないかなというのは僕の何となくの感想です。それが法的にどういう位置づけになるかという話はまたゆっくり考えてもいいんじゃないかとは思いますが。

岩澤　今回の制度は、研修の義務化なので、規制ですよね。規制であると同時に標準化でもあるわけです。どんどん進んできたところがバラバラの中で本当に安全が担保できるのかと。やっぱり研修制度の中の特定行為の一つにして、必ずこれとこれは学んでいただいたほうがいいですよ。あまりにも今じゃ差がありすぎるからというようなことで、追加されていくというのが一番きれい、自然かなあと思います。

有賀　そのときには、この制度ができる前段で試行事業があったりしたのと同じように、実はこうしているとできてしまう、というのがこっそりあったりするのではないかなという気がしますね。

岩澤　現場で先行されて初めて俎上に上がってくるかこないかですので、ゼロから仕組みに入ってくることはないですよ。

有賀　だから、私と木澤さんが一緒に働いているとすると、木澤さんはこんなこともできるという話で働いているんだけど、「これと、これと、これも追加しない？」という話ができてもよい。それは手順書をどういう手順書にするのか、それこそ手順書じゃなくてプロトコールと呼んだっていいわけですよ、法律は手順書だから。だから病院でプロトコールを作って、そのプロトコールに従って医師が指示を出す。具体的指示とか包括的指示とか言う必要はないですよね。だからプロトコールに従って指示を与えていますと私が言って、木澤さんがそれをやっている。それを病院長が全体としてわかっている。このようであれば、それはさっきと同じ議論ですよね。

岩澤　現場は先に先に動いていきますし、木澤さんともう一人、じゃなくてもっと計画的にそういう人が必要なんだという必要性もないと、追加ということにはならないと思います。

木澤　手順書を見たときに、手順書に絞られているのはなぜだと考えるのと、これをベースにして次の何かにするというような考え方とで、全然違ってくるのかなと思いました。でも手順書は「このとおりにやらなければならない」という限定的なものではなくて、あくまでも「申し合わせ事項」としての覚え書きととられるといいのかもしれません。今お二人の話を聞いて雲が晴れたような気がしました（笑）。

有賀　別に法律でやろうというわけじゃなくて、法律の趣旨に則ってそういうようなことを考えていくことは有用だという、そういう意味合いですよね。

木澤　そういう認識でやるということですね。

岩澤　この議論の中で、今もそう思っていらっしゃる方もおられると思います。指示があれば看護師は診療の補助としていろんなことをやっていい、できるのだと。確かにそうだけども、医師が指示を出すときに、一人一人研修を受けてどれだけ能力があるのか推し量る場合、一人一人ゼロから推し量らなければならないというのは大変です。そういうなかで、制度になれば標準化が図られていくということと、計画的な養成ができるというのが大きいなと思います。

有賀　それはものすごく大きいです。私が前の病院でウィーニングしてもらった看護師はたった一人ですからね。そういう意味では標準化というか均てん化というか、社会の仕組みとしてこういう方法が作動する状況は大きいですよ。

木澤　ありがとうございました。元気が出ました。

おわりに

特定行為研修を終えた看護師への期待がある一方で、特定看護師自身は自分の立ち位置をきちんと把握していないと、医師に近い行為を行っているという一点で自分の職能を忘れて勘違いする危険性もある。自分がナースなのか、ミニドクターなのかよくわからない、まわりからも自分が浮いているような感じがしてしまうという不安が生じる危うさがある。鼎談のなかで木澤看護師自身が述べている。すべてはこれからなのであるが、試行事業として特定行為の研修を受けた木澤氏が「私は救急の認定看護師であり、急性・重症患者看護専門看護師ですが、特定行為を行ったときに何を思ったかというと、スペシャリストの更に上を行ったのではなくてジェネラリストの深いところを見たような気がしました。領域の違う在宅に行っても患者を診られるようなものが（自分の中で）生まれたかなと思うので（中略）、医師がいなくても患者さんの全身と生活をみられることは研修を終えた人の理想かなと思う」「リスクの高い行為はリスクの高さを理解できて学んだからといって実施できるとは思わない。（看護師の自分が患者に対し）やってはいけないことをわかること、医師と責任を分担することでの裁量を知るに至った」という主旨の発言は、特定看護師の在るべき方向性を示しているようで興味深い。

「こういう研修で知識・技能を持つことはすごく強い武器を看護師として持つことになる、それをどう使うかは場面によって、一緒に働く医師によって、違ってはくるけれども、選択肢が増える。それは患者さんのために選択肢を増やして何がその時々の最適かに係れるという、すごくいい話」という岩澤課長の話から、特定行為修了看護師に期待されるものが見えてきた。

「やってはいけないことがわかる」ことに気づくということも研修の成果であろうし、資質も含め木澤看護師のような「特定看護師」が増えていくことに期待するのは私だけではないと思う。

二〇一五年十月

有賀　徹

資料

医療関係者の皆さまへ

特定行為に関する看護師の研修制度が始まります

平成27年
10月1日から

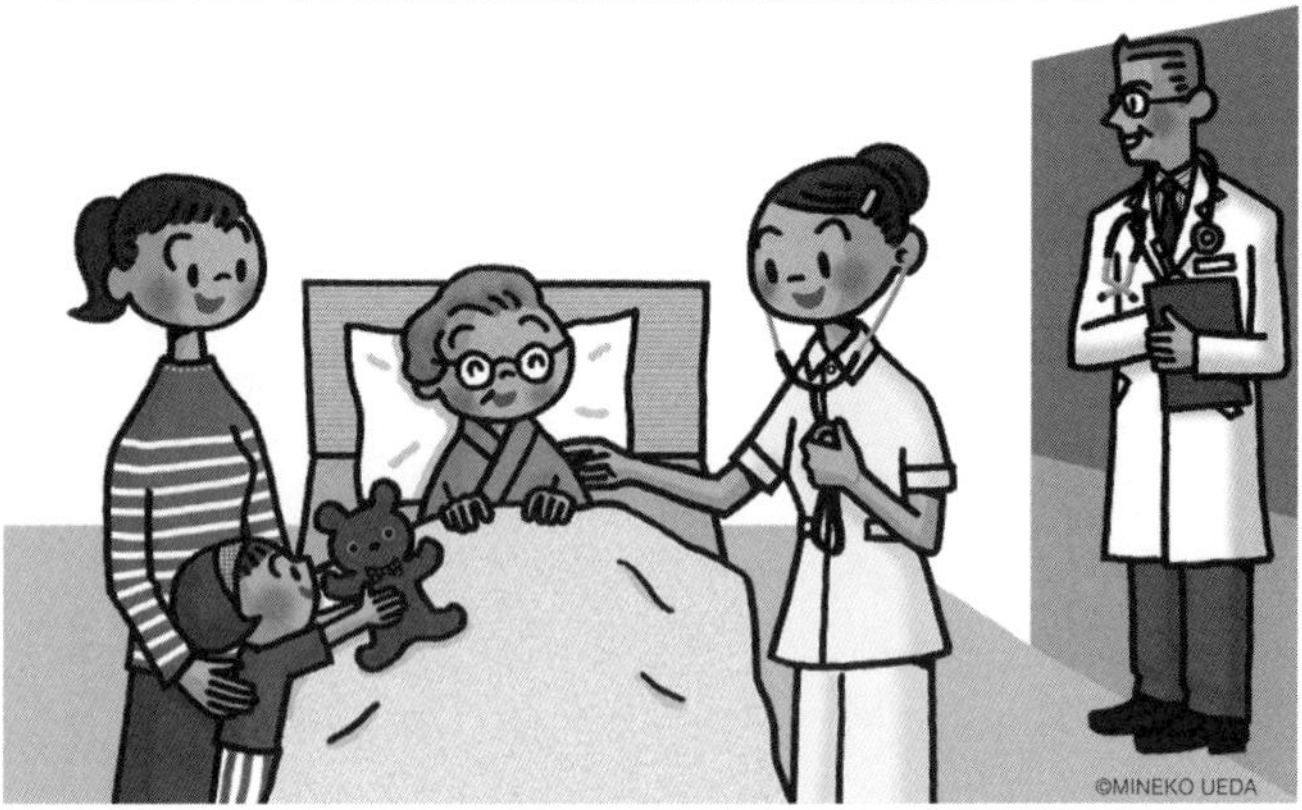

1 見える

医師・歯科医師があらかじめ作成した「手順書」に基づき、看護師が行う「特定行為(診療の補助)」が明確になりました。

2 身につく

研修により、今後の医療を支える高度かつ専門的な知識と技能を身につけた看護師が育成されます。

3 見極める

研修を修了した看護師が患者さんの状態を見極めることで、タイムリーな対応が可能になります。また、「治療」「生活」の両面から、患者さんを支えます。

ひと、くらし、みらいのために
厚生労働省
Ministry of Health Labour and Welfare

特定行為研修ってどういうもの？

研修を実施する機関

特定行為研修は、厚生労働大臣が指定する指定研修機関で行います。

研修の内容

研修は、全てに共通して学ぶ「共通科目」と特定行為区分ごとに学ぶ「区分別科目」に分かれています。
研修は、講義、演習又は実習によって行われます。

修了証の交付

特定行為研修修了後には、指定研修機関より修了証が交付されます。
指定研修機関は、研修修了者の名簿を厚生労働省に報告します。

共通科目

全ての特定行為区分に共通して必要とされる能力を身につけるための研修

共通科目の合計時間数：315時間

共通科目の内容	時間数
臨床病態生理学	45
臨床推論	45
フィジカルアセスメント	45
臨床薬理学	45
疾病・臨床病態概論	60
医療安全学	30
特定行為実践	45
合　計	315

＋

区分別科目

特定行為区分ごとに必要とされる能力を身につけるための研修

区分ごとに設定された時間数：15～72時間

(例)

特定行為区分	時間数
呼吸器(気道確保に係るもの)関連	22
呼吸器(長期呼吸療法に係るもの)関連	21
創傷管理関連	72
創部ドレーン管理関連	15
栄養及び水分管理に係る薬剤投与関連	36
感染に係る薬剤投与関連	63

どこで研修が受けられるの？

特定行為研修を行う指定研修機関は、厚生労働省のウェブサイトに掲載されています。

<指定研修機関一覧>

http://www.mhlw.go.jp/stf/seisakunitsuite/bunya/0000087753.html

特定行為を適切に行うために

本制度は、従来の「診療の補助」の範囲を変更するものではありません。

これまで通り、看護師は、医師・歯科医師の指示で、特定行為に相当する診療の補助を行うことができますが、医療機関の皆さまには、特定行為を適切に行うことができるように、「看護師等の人材確保の促進に関する法律」(平成４年法律第86 号)第５条の規定に基づき、看護師が自ら研修を受ける機会を確保できるように配慮をしていただきたいと考えています。

また、看護師は、保健師助産師看護師法(昭和23年法律第203号)第28条の２及び「看護師等の人材確保の促進に関する法律」第６条の規定に基づき、その能力の開発及び向上に努めていただきたいと考えています。

ひと、くらし、みらいのために
厚生労働省
Ministry of Health Labour and Welfare

特定行為に係る看護師の研修制度
http://www.mhlw.go.jp/stf/seisakunitsuite/bunya/0000077077.html

10万人以上の養成を目指します

新たな研修制度は、看護師が手順書により行う特定行為を標準化することで、今後の急性期医療から在宅医療等を支えていく看護師を計画的に養成することを目的としており、多くの看護師に受講していただきたいと考えています。

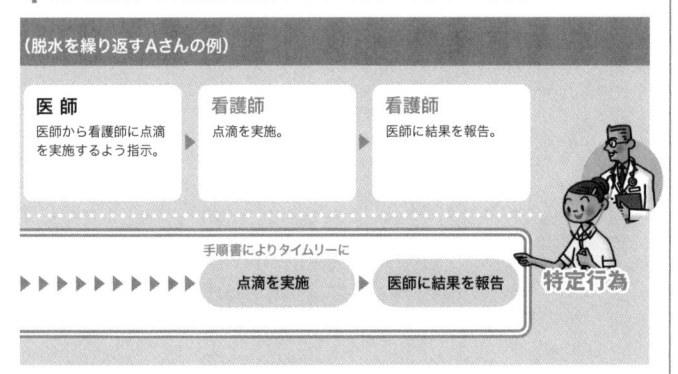

（脱水を繰り返すAさんの例）

医師
医師から看護師に点滴を実施するよう指示。
▶
看護師
点滴を実施。
▶
看護師
医師に結果を報告。

手順書によりタイムリーに
▶▶▶▶▶▶▶▶▶▶ **点滴を実施** ▶ **医師に結果を報告**

診療の補助である「特定行為」って何？

- 特定行為は、診療の補助であって、看護師が行う医療行為のうち、手順書により行う場合には、実践的な理解力、思考力及び判断力、高度かつ専門的な知識・技能が特に必要とされるものとして定められた38の行為です。
- 38の特定行為は、21の特定行為区分に整理されており、特定行為区分を最小単位として研修が行われます。

特定行為区分	特定行為
呼吸器（気道確保に係るもの）関連	経口用気管チューブ又は経鼻用気管チューブの位置の調整
呼吸器（人工呼吸療法に係るもの）関連	侵襲的陽圧換気の設定の変更　非侵襲的陽圧換気の設定の変更　人工呼吸管理がなされている者に対する鎮静薬の投与量の調整　人工呼吸器からの離脱
呼吸器（長期呼吸療法に係るもの）関連	気管カニューレの交換
循環器関連	一時的ペースメーカの操作及び管理　一時的ペースメーカリードの抜去　経皮的心肺補助装置の操作及び管理　大動脈内バルーンパンピングからの離脱を行うときの補助の頻度の調整
心嚢ドレーン管理関連	心嚢ドレーンの抜去
胸腔ドレーン管理関連	低圧胸腔内持続吸引器の吸引圧の設定及びその変更　胸腔ドレーンの抜去
腹腔ドレーン管理関連	腹腔ドレーンの抜去（腹腔内に留置された穿刺針の抜針を含む。）
ろう孔管理関連	胃ろうカテーテル若しくは腸ろうカテーテル又は胃ろうボタンの交換　膀胱ろうカテーテルの交換
栄養に係るカテーテル管理（中心静脈カテーテル管理）関連	中心静脈カテーテルの抜去
栄養に係るカテーテル管理（末梢留置型中心静脈注射用カテーテル管理）関連	末梢留置型中心静脈注射用カテーテルの挿入
創傷管理関連	褥瘡又は慢性創傷の治療における血流のない壊死組織の除去　創傷に対する陰圧閉鎖療法
創部ドレーン管理関連	創部ドレーンの抜去
動脈血液ガス分析関連	直接動脈穿刺法による採血　橈骨動脈ラインの確保
透析管理関連	急性血液浄化療法における血液透析器又は血液透析濾過器の操作及び管理
栄養及び水分管理に係る薬剤投与関連	持続点滴中の高カロリー輸液の投与量の調整　脱水症状に対する輸液による補正
感染に係る薬剤投与関連	感染徴候がある者に対する薬剤の臨時の投与
血糖コントロールに係る薬剤投与関連	インスリンの投与量の調整
術後疼痛管理関連	硬膜外カテーテルによる鎮痛剤の投与及び投与量の調整
循環動態に係る薬剤投与関連	持続点滴中のカテコラミンの投与量の調整　持続点滴中のナトリウム、カリウム又はクロールの投与量の調整　持続点滴中の降圧剤の投与量の調整　持続点滴中の糖質輸液又は電解質輸液の投与量の調整　持続点滴中の利尿剤の投与量の調整
精神及び神経症状に係る薬剤投与関連	抗けいれん剤の臨時の投与　抗精神病薬の臨時の投与　抗不安薬の臨時の投与
皮膚損傷に係る薬剤投与関連	抗癌剤その他の薬剤が血管外に漏出したときのステロイド薬の局所注射及び投与量の調整

未来の医療を支える研修制度

団塊の世代が75歳以上となる2025年に向け、今後の医療を支えるために保健師助産師看護師法の一部改正によって、平成27年10月1日から手順書により特定行為を行う看護師に対し、「特定行為研修」の受講が義務づけられました。

▶研修を受けるとこのように変わります 特定行為の実施の流れ

研修受講前

- **医 師** Aさんを診察後、脱水症状があれば連絡するよう看護師に指示。
- ▶ **看護師** Aさんを観察し、脱水の可能性を疑う。
- ▶ **看護師** 医師にAさんの状態を報告。▶

研修受講後

- **医 師** Aさんを診察後、手順書により脱水症状があれば点滴を実施するよう看護師に指示。
- ▶ **看護師** Aさんを観察し、脱水の可能性を疑う。▶ 手順書に示された **病状の範囲内** ▶
  - └▶ 病状の範囲外 ▶ 医師に報告。

手順書って何？

- ●手順書は、医師・歯科医師が看護師に診療の補助を行わせるために、その指示として作成する文書または電磁的記録のことです。
- ●医師・歯科医師は手順書を適用する際に、患者さんと看護師を特定します。
- ●各医療現場の判断で、具体的内容を追加することもできます。

「直接動脈穿刺による採血」に係る手順書のイメージ

事 項	具体的な内容
当該手順書に係る特定行為の対象となる患者	呼吸状態の変化に伴い迅速な対応が必要になりうる患者
看護師に診療の補助を行わせる患者の病状の範囲	以下のいずれもが当てはまる場合 呼吸状態の悪化が認められる（SpO_2、呼吸回数、血圧、脈拍等） 意識レベルの低下（GCS○点以下又はJCS○桁以上）が認められる
診療の補助の内容	病状の範囲に合致する場合は、直接動脈穿刺による採血を実施
特定行為を行うときに確認すべき事項	穿刺部位の拍動がしっかり触れ、血腫がない
医療の安全を確保するために医師又は歯科医師との連絡が必要となった場合の連絡体制	1. 平日日勤帯　担当医師又は歯科医師に連絡する 2. 休日・夜勤帯　当直医師又は歯科医師に連絡する
特定行為を行った後の医師又は歯科医師に対する報告の方法	手順書による指示を行った医師又は歯科医師に採血の結果と呼吸状態を報告する（結果が出たら速やかに報告）

※特定行為以外の医行為と同様に、特定行為を行うときには、「医師・歯科医師が医行為を直接実施するか」「どのような指示により看護師に診療の補助を行わせるか」の判断は、患者さんの病状や看護師の能力を勘案し、医師・歯科医師が行います。

特定行為に係る看護師の研修制度の概要

制度創設の必要性

○2025年に向けて、さらなる在宅医療等の推進を図っていくためには、個別に熟練した看護師のみでは足りず、医師または歯科医師の判断を待たずに、手順書により、一定の診療の補助（例えば、脱水時の点滴（脱水の程度の判断と輸液による補正）など）を行う看護師を養成し、確保していく必要がある。

○このため、その行為を特定し、手順書によりそれを実施する場合の研修制度を創設し、その内容を標準化することにより、今後の在宅医療等を支えていく看護師を計画的に養成していくことが、本制度創設の目的である。

特定行為に係る研修の対象となる場合

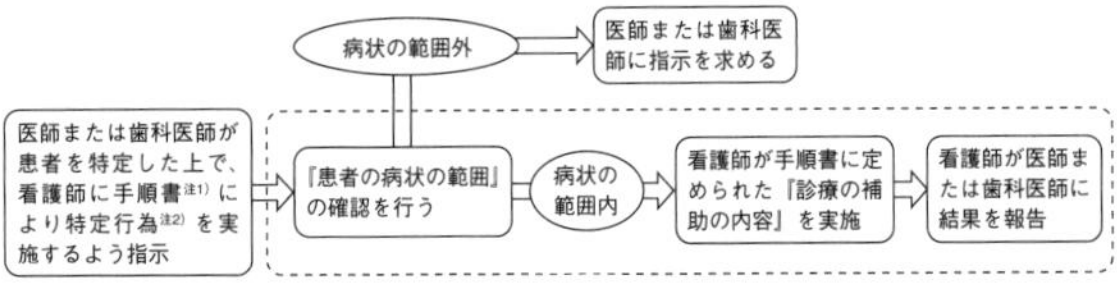
病状の範囲外
医師または歯科医師に指示を求める
医師または歯科医師が患者を特定した上で、看護師に手順書[注1]により特定行為[注2]を実施するよう指示
『患者の病状の範囲』の確認を行う
病状の範囲内
看護師が手順書に定められた『診療の補助の内容』を実施
看護師が医師または歯科医師に結果を報告

注1）手順書：医師または歯科医師が看護師に診療の補助を行わせるためにその指示として作成する文書であって、看護師に診療の補助を行わせる『患者の病状の範囲』および『診療の補助の内容』その他の事項が定められているもの。

注2）特定行為：診療の補助であって、看護師が手順書により行う場合には、実践的な理解力、思考力および判断力ならびに高度かつ専門的な知識および技能が特に必要とされるもの。

➢現行と同様、医師または歯科医師の指示の下に、手順書によらないで看護師が特定行為を行うことに制限は生じない。

➢本制度を導入した場合でも、患者の病状や看護師の能力を勘案し、医師または歯科医師が直接対応するか、どのような指示により看護師に診療の補助を行わせるかの判断は医師または歯科医師が行うことに変わりはない。

指定研修修了者の把握方法

研修修了者の把握については、厚生労働省が指定研修機関から研修修了者名簿の提出を受ける。

制度の施行日　平成27年10月1日

（再掲：本文 p21、表2として掲載）

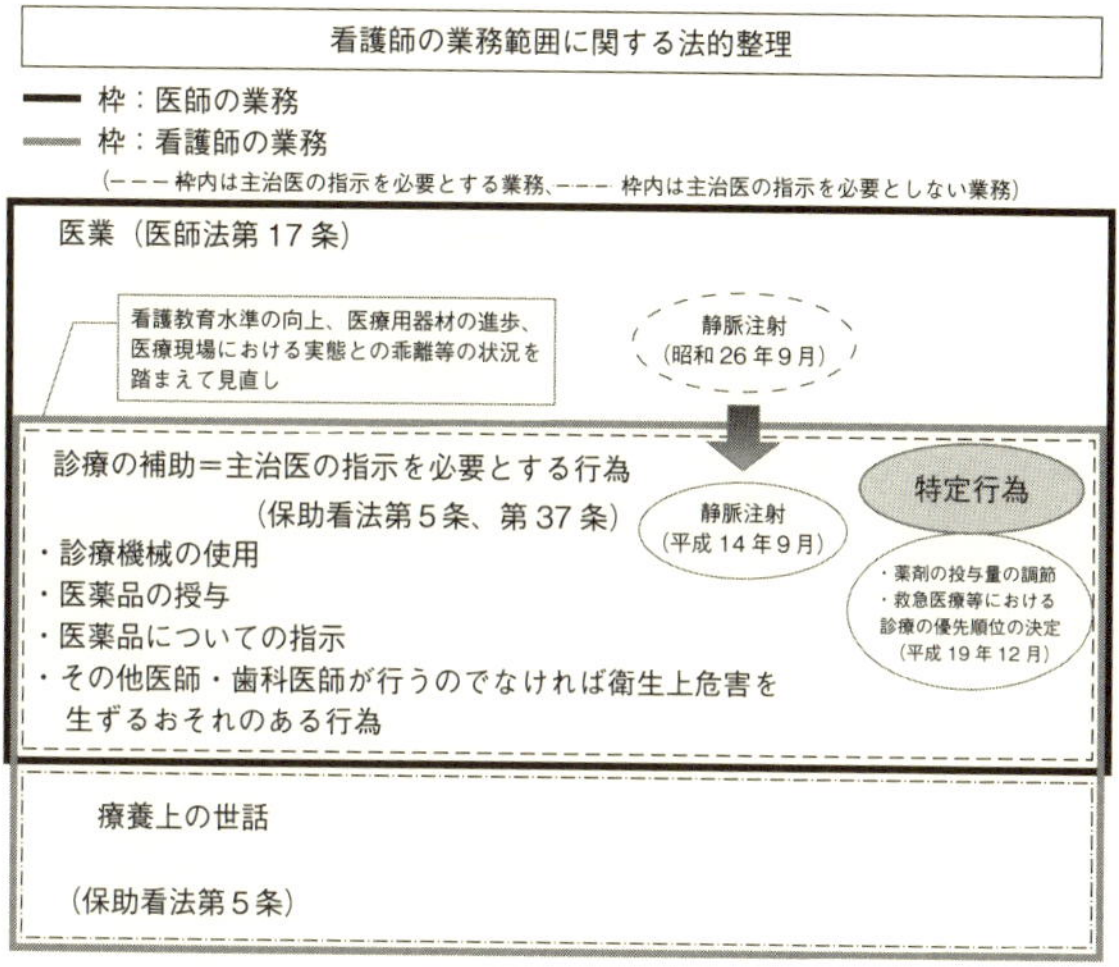

看護師の業務範囲に関する法的整理
枠：医師の業務
枠：看護師の業務
（－－－ 枠内は主治医の指示を必要とする業務、－・－・ 枠内は主治医の指示を必要としない業務）
医業（医師法第17条）
看護教育水準の向上、医療用器材の進歩、医療現場における実態との乖離等の状況を踏まえて見直し
静脈注射（昭和26年9月）
診療の補助＝主治医の指示を必要とする行為
（保助看法第5条、第37条）
・診療機械の使用
・医薬品の授与
・医薬品についての指示
・その他医師・歯科医師が行うのでなければ衛生上危害を生ずるおそれのある行為
静脈注射（平成14年9月）
特定行為
・薬剤の投与量の調節
・救急医療等における診療の優先順位の決定
（平成19年12月）
療養上の世話
（保助看法第5条）

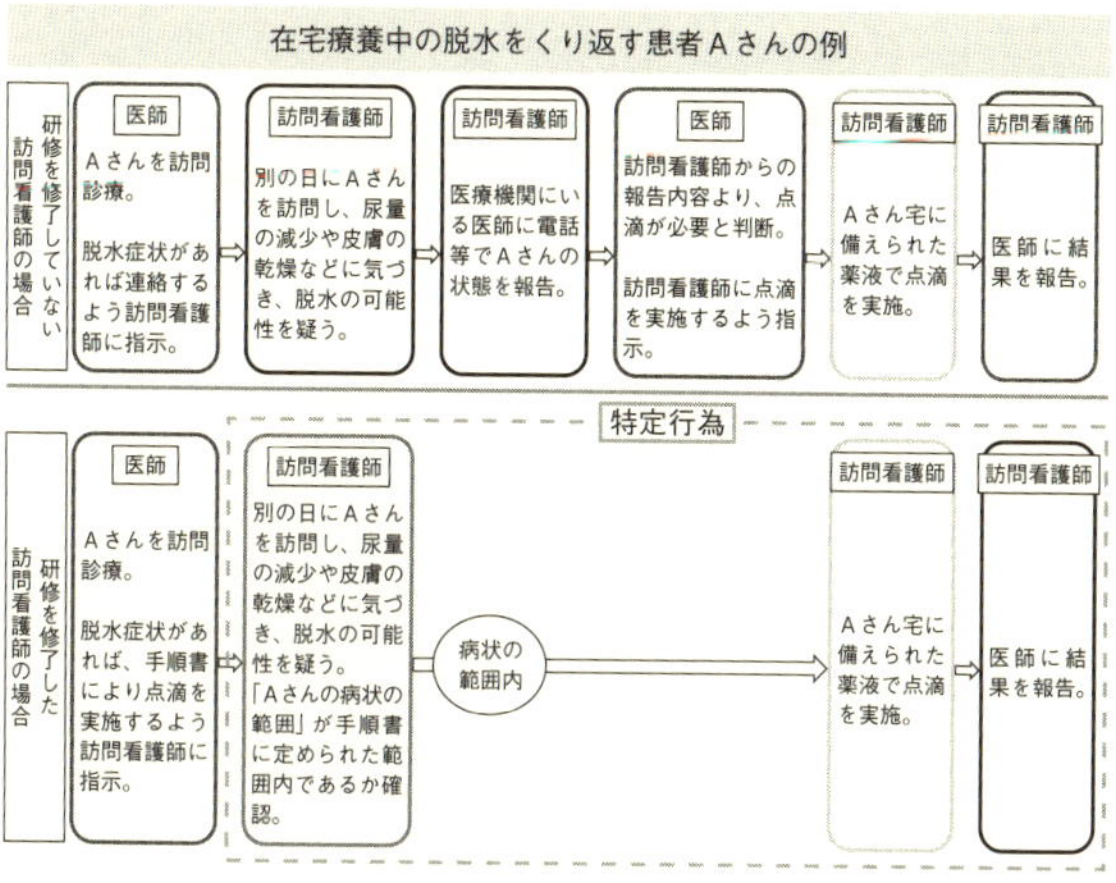

在宅療養中の脱水をくり返す患者Aさんの例
研修を修了していない訪問看護師の場合
医師
Aさんを訪問診療。
脱水症状があれば連絡するよう訪問看護師に指示。
訪問看護師
別の日にAさんを訪問し、尿量の減少や皮膚の乾燥などに気づき、脱水の可能性を疑う。
訪問看護師
医療機関にいる医師に電話等でAさんの状態を報告。
医師
訪問看護師からの報告内容より、点滴が必要と判断。
訪問看護師に点滴を実施するよう指示。
訪問看護師
Aさん宅に備えられた薬液で点滴を実施。
訪問看護師
医師に結果を報告。
研修を修了した訪問看護師の場合
特定行為
医師
Aさんを訪問診療。
脱水症状があれば、手順書により点滴を実施するよう訪問看護師に指示。
訪問看護師
別の日にAさんを訪問し、尿量の減少や皮膚の乾燥などに気づき、脱水の可能性を疑う。
「Aさんの病状の範囲」が手順書に定められた範囲内であるか確認。
病状の範囲内
訪問看護師
Aさん宅に備えられた薬液で点滴を実施。
訪問看護師
医師に結果を報告。

特定行為および特定行為区分

特定行為

特定行為は、診療の補助であって、看護師が手順書により行う場合には、実践的な理解力、思考力及び判断力並びに高度かつ専門的な知識及び技能が特に必要とされるものとして別紙に掲げる38行為であること。

（改正後の法第37条の2第2項第1号、特定行為研修省令第2条及び別表第1関係）

特定行為区分

特定行為区分は、特定行為の区分であって、別紙のとおり21区分であること。

（改正後の法第37条の2第2項第3号、特定行為研修省令第4条及び別表第2関係）

（再掲：本文p22、表3として掲載）

特定行為および特定行為区分（38行為21区分）

特定行為区分	特定行為
呼吸器（気道確保に係るもの）関連	経口用気管チューブ又は経鼻用気管チューブの位置の調整
呼吸器（人工呼吸療法に係るもの）関連	侵襲的陽圧換気の設定の変更
	非侵襲的陽圧換気の設定の変更
	人工呼吸管理がなされている者に対する鎮静薬の投与量の調整
	人工呼吸器からの離脱
呼吸器（長期呼吸療法に係るもの）関連	気管カニューレの交換
循環器関連	一時的ペースメーカの操作及び管理
	一時的ペースメーカリードの抜去
	経皮的心肺補助装置の操作及び管理
	大動脈内バルーンパンピングからの離脱を行うときの補助の頻度の調整
心嚢ドレーン管理関連	心嚢ドレーンの抜去
胸腔ドレーン管理関連	低圧胸腔内持続吸引器の吸引圧の設定及び設定の変更
	胸腔ドレーンの抜去
腹腔ドレーン管理関連	腹腔ドレーンの抜去（腹腔内に留置された穿刺針の抜針を含む。）
ろう孔管理関連	胃ろうカテーテル若しくは腸ろうカテーテル又は胃ろうボタンの交換
	膀胱ろうカテーテルの交換
栄養に係るカテーテル管理（中心静脈カテーテル管理）関連	中心静脈カテーテルの抜去
栄養に係るカテーテル管理（末梢留置型中心静脈注射用カテーテル管理）関連	末梢留置型中心静脈注射用カテーテルの挿入
創傷管理関連	褥（じょく）瘡（そう）又は慢性創傷の治療における血流のない壊死組織の除去
	創傷に対する陰圧閉鎖療法
創部ドレーン管理関連	創部ドレーンの抜去
動脈血液ガス分析関連	直接動脈穿刺法による採血
	橈骨動脈ラインの確保
透析管理関連	急性血液浄化療法における血液透析器又は血液透析濾過器の操作及び管理
栄養及び水分管理に係る薬剤投与関連	持続点滴中の高カロリー輸液の投与量の調整
	脱水症状に対する輸液による補正
感染に係る薬剤投与関連	感染徴候がある者に対する薬剤の臨時の投与
血糖コントロールに係る薬剤投与関連	インスリンの投与量の調整
術後疼痛管理関連	硬膜外カテーテルによる鎮痛剤の投与及び投与量の調整
循環動態に係る薬剤投与関連	持続点滴中のカテコラミンの投与量の調整
	持続点滴中のナトリウム、カリウム又はクロールの投与量の調整
	持続点滴中の降圧剤の投与量の調整
	持続点滴中の糖質輸液又は電解質輸液の投与量の調整
	持続点滴中の利尿剤の投与量の調整
精神及び神経症状に係る薬剤投与関連	抗けいれん剤の臨時の投与
	抗精神病薬の臨時の投与
	抗不安薬の臨時の投与
皮膚損傷に係る薬剤投与関連	抗癌剤その他の薬剤が血管外に漏出したときのステロイド薬の局所注射及び投与量の調整

（再掲：本文 p49 、表６として掲載）

手順書

手順書は、医師または歯科医師が看護師に診療の補助を行わせるためにその指示として作成する文書または電磁的記録※であって、次に掲げる事項が定められているものであること

※電子的方式、磁気的方式その他人の知覚によっては認識することができない方式で作られる記録であって、電子計算機による情報処理の用に供されるものをいう

（1）看護師に診療の補助を行わせる患者の病状の範囲
（2）診療の補助の内容
（3）当該手順書に係る特定行為の対象となる患者

※「当該手順書に係る特定行為の対象となる患者とは、当該手順書が適用される患者の一般的な状態を指し、実際に手順書を適用する場面では、医師または歯科医師が患者を具体的に特定した上で、看護師に対して手順書により特定行為を行うよう指示をする必要があること。

（4）特定行為を行うときに確認すべき事項
（5）医療の安全を確保するために医師または歯科医師との連絡が必要となった場合の連絡体制
（6）特定行為を行った後の医師または歯科医師に対する報告の方法

（改正後の法第37条の２第２項第２号、特定行為研修省令第３条関係）

＜留意事項＞
・手順書の具体的な内容については、(①から⑥の手順書の記載事項に沿って、各医療現場において、必要に応じて看護師等と連携し、医師又は歯科医師があらかじめ作成する
・各医療現場の判断で、当該記載事項以外の事項及びその具体的内容を追加することもできる

（再掲：本文 p62 、 表11として掲載）

手順書による指示のイメージ

指示

＜指示＞
・患者の特定
・特定行為を実施する看護師の特定
・処方内容
（薬剤に関連する行為の場合）
・どの手順書により特定行為を行うのか
ほか

「直接動脈穿刺による採血」に係る手順書のイメージ

事項	具体的な内容
○当該手順書に係る対象となる患者	呼吸状態の変化に伴い迅速な対応が必要となりうる患者
○看護師に診療の補助を行わせる患者の病状の範囲	以下のいずれもが当てはまる場合 呼吸状態の悪化が認められる(SpO_2 呼吸回数、血圧、脈拍等) 意識レベルの低下(GCS●点以下又はJCS●桁以上)が認められる
○診療の補助の内容	病状の範囲に合致する場合は、直接動脈穿刺による採血を実施
○特定行為を行うときに確認すべき事項	穿刺部位の拍動がしっかり触れ、血腫がない
○医療の安全を確保するために医師又は歯科医師との連絡が必要となった場合の連絡体制	①平日日勤帯 担当医師又は歯科医師に連絡する ②休日・夜勤帯 当直医師又は歯科医師に連絡する
○特定行為を行った後の医師又は歯科医師に対する報告の方法	手順書による指示を行った医師又は歯科医師に採血の結果と呼吸状態を報告する(結果が 出たら速やかに報告)

特定行為研修の受講者

○特定行為研修の受講者としては、概ね３～５年以上の実務経験を有する看護師が想定される。
ただし、これは３～５年以上の実務経験を有しない看護師の特定行為研修の受講を認めないこととするものではない。

○概ね３～５年以上の実務経験を有する看護師とは、所属する職場において日常的に行う看護実践を、根拠に基づく知識と実践的経験を応用し、自律的に行うことができるものであり、チーム医療のキーパーソンとして機能することができるものである。

（再掲：本文 p58 、 表10として掲載）

共通科目

共通科目の内容	時間数	研修方法	評価方法
臨床病態生理学	45	講義・演習	筆記試験
臨床推論	45	講義・演習・実習	筆記試験、各種実習の観察評価
フィジカルアセスメント	45	講義・演習・実習	筆記試験、各種実習の観察評価
臨床薬理学	45	講義・演習	筆記試験
疾病・臨床病態概論	60	講義・演習	筆記試験
医療安全学	30	講義・演習・実習	筆記試験、各種実習の観察評価
特定行為実践	45	講義・演習・実習	筆記試験、各種実習の観察評価
	(計315時間)		

（再掲：本文 p57 、 表９として掲載）

区分別科目と時間数、研修方法・評価方法

特定行為区分	時間数	研修方法	評価方法
呼吸器（気道確保に係るもの）関連	22	講義・　　実習※	筆記試験、実技試験（OSCE）、各種実習の観察評価
呼吸器（人工呼吸療法に係るもの）関連	63	講義・演習・実習※	筆記試験、各種実習の観察評価
呼吸器（長期呼吸療法に係るもの）関連	21	講義・　　実習※	筆記試験、実技試験（OSCE）、各種実習の観察評価
循環器関連	45	講義・演習・実習※	筆記試験、各種実習の観察評価
心嚢ドレーン管理関連	21	講義・　　実習※	筆記試験、各種実習の観察評価
胸腔ドレーン管理関連	30	講義・演習・実習※	筆記試験、各種実習の観察評価
腹腔ドレーン管理関連	21	講義・　　実習※	筆記試験、各種実習の観察評価
ろう孔管理関連	48	講義・　　実習※	筆記試験、実技試験（OSCE）、各種実習の観察評価
栄養に係るカテーテル管理（中心静脈カテーテル管理）関連	18	講義・　　実習※	筆記試験、各種実習の観察評価
栄養に係るカテーテル管理（末梢留置型中心静脈注射用カテーテル管理）関連	21	講義・　　実習※	筆記試験、実技試験（OSCE）、各種実習の観察評価
創傷管理関連	72	講義・　　実習※	筆記試験、実技試験（OSCE）、各種実習の観察評価
創部ドレーン管理関連	15	講義・　　実習※	筆記試験・各種実習の観察評価
動脈血液ガス分析関連	30	講義・　　実習※	筆記試験・実技試験（OSCE）、各種実習の観察評価
透析管理関連	27	講義・演習・実習※	筆記試験、各種実習の観察評価
栄養及び水分管理に係る薬剤投与関連	36	講義・演習・実習※	筆記試験、各種実習の観察評価
感染に係る薬剤投与関連	63	講義・演習・実習※	筆記試験、各種実習の観察評価
血糖コントロールに係る薬剤投与関連	36	講義・演習・実習※	筆記試験、各種実習の観察評価
術後疼痛管理関連	21	講義・演習・実習※	筆記試験、各種実習の観察評価
循環動態に係る薬剤投与関連	60	講義・演習・実習※	筆記試験、各種実習の観察評価
精神及び神経症状に係る薬剤投与関連	57	講義・演習・実習※	筆記試験、各種実習の観察評価
皮膚損傷に係る薬剤投与関連	39	講義・演習・実習※	筆記試験、各種実習の観察評価

※区分別科目の実習は患者に対しての実技を含める
※OSCE：Objective Structured Clinical Examination（臨床能力評価試験）

（再掲：本文 p50 、表7として掲載）

患者に対する実技を行う実習を行う際の留意事項

・ 患者に対する実技を行う実習の前には、ペーパーシミュレーション、ロールプレイ、模擬患者の活用、シミュレーターの利用等のシミュレーションによる学習を行うこと。

・ 患者に対する実技を行う実習を行う際には、以下のとおり行うことが望ましい。
  - ○ 1例目は、指導者が行う行為の見学又は手伝い。2例目からは、指導者の指導監督下で行う。次第に指導監督の程度を軽くしていく(指導者の判断で実施)。
  - ○ 経験すべき症例数は、行為の難度に応じて5例又は10例程度。

<注>

・「演習」:講義で学んだ内容を基礎として、少人数に分かれて指導者のもとで、議論や発表を行う形式の授業。症例検討やペーパーシミュレーション等が含まれる。

・「実習」:講義や演習で学んだ内容を基礎として、少人数に分かれて指導者のもとで、主に実技を中心に学ぶ形式の授業。実習室(学生同士が患者役になるロールプレイや模型・シミュレーターを用いて行う場)や、医療現場(病棟、外来、在宅等)で行われる。ただし、単に現場にいるだけでは、実習時間として算定できない。

※区分別科目の実習は患者に対しての実技を含める。

各科目の評価における留意事項

・実技試験 (OSCE) が必要な区分別科目においては、患者に対する実技を行う実習の前に、実技試験 (OSCE) を行うこと

・区分別科目における実習の評価は、構造化された評価表 (Direct Observation of Procedural Skills (DOPS) 等) を用いた観察評価を行うこと。また、構造化された評価表を用いた観察評価では、「指導監督なしで行うことができる」レベルと判定されることが求められる

・指導者は、特定行為研修における指導に当たっては、受講者にポートフォリオを利用して評価結果を集積し、自己評価、振り返りを促すことが望ましい

(再掲:本文 p51 、 表 8 として掲載)

特定研修機関の指定の申請に係る手続き等について

特定行為研修

看護師が手順書により特定行為を行う場合に特に必要とされる実践的な理解力、思考力及び判断力並びに高度かつ専門的な知識及び技能の向上を図るための研修であって、特定行為区分ごとに特定行為研修の基準に適合するもの。

（改正後の法第37条の2第2項第4号、特定行為研修省令第5条並びに別表第3及び別表第4関係）

<特定行為研修の基準>

（1） 次に掲げる研修により構成されること。

イ　共通科目（看護師が手順書により特定行為を行う場合に特に必要とされる実践的な理解力、思考力及び判断力並びに高度かつ専門的な知識及び技能であって、全ての特定行為区分に共通するものの向上を図るための研修をいう。以下同じ。）

ロ　区分別科目（看護師が手順書により特定行為を行う場合に特に必要とされる実践的な理解力、思考力及び判断力並びに高度かつ専門的な知識及び技能であって、特定行為区分ごとに異なるものの向上を図るための研修をいう。以下同じ。）

（2） 共通科目の内容は、**別紙**に定めるもの以上であること。

（3） 区分別科目は、**別紙**に掲げる特定行為区分に応じて当該特定行為区分ごとに定める時間数以上であること。

（4） 共通科目の各科目及び区分別科目は、講義、演習又は実習により行う。

その際、講義又は演習は、大学通信教育設置基準（昭和56年文部省令第33号）第3条第1項及び第2項に定める方法により行うことができる。

<留意事項>

・ 講義、演習又は実習の具体的な方法は、受講者の準備状況を踏まえ、当該科目に必要な時間数を満たす範囲内で、指定研修機関において適切に設定すること。
・ 指定研修機関は、協力施設と連携協力し、講義、演習又は実習を行うことが可能。
・ 指定研修機関は、受講者の準備状況を考慮し、研修開始時に能力評価を実施し、各受講者の知識及び技能に応じ補習を行うことが望ましい。

<指定研修機関において全てを実施する場合>

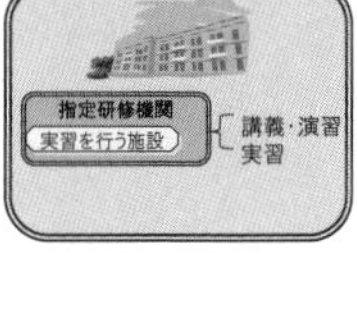

<指定研修機関以外で一部を講義、演習又は実習を実施する場合>

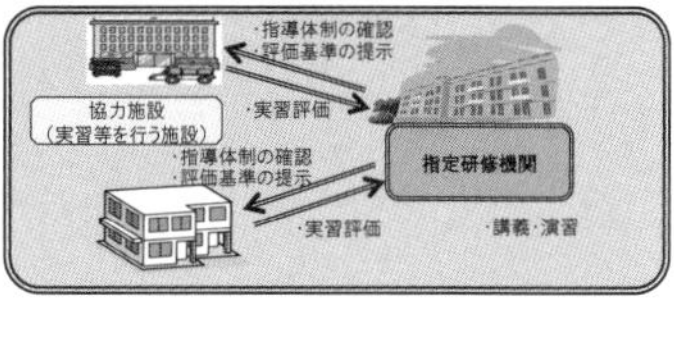

(5) 既に履修した共通科目の各科目及び区分別科目については、当該科目の履修の状況に応じ、その時間数の全部又は一部を免除することができる。

・ 指定研修機関において、当該免除の対象となる既に履修した科目が、共通科目の各科目又は区分別科目に合致しているか確認するとともに、必要に応じて修得の程度を確認する。

(履修した科目として想定される科目)

➢ 指定研修機関における特定行為研修の共通科目

➢ 平成22年度及び平成23年度特定看護師(仮称)養成調査試行事業における研修並びに平成24年度看護師特定能力養成調査試行事業における研修の病態生理学、フィジカルアセスメント及び臨床薬理学、等

(6) 区分別科目について、指定研修機関は、当該特定行為研修に係る特定行為を手順書により行うための能力を有していると認める看護師について、その時間数の一部を免除することができる。

・ 指定研修機関において、通知で示された評価方法により、当該看護師が、特定行為研修に係る特定行為を手順書により行うための能力を有しているか確認する。

(7) 共通科目の各科目及び区分別科目の履修の成果は、筆記試験その他の適切な方法により評価を行う。

<留意事項>

(評価方法)

・ 履修の成果は、受講者が当該科目に必要な時間数以上受講していることを確認するとともに、別紙の方法により評価を行う。

(評価を行う体制)

・ 実技試験(Objective Structured Clinical Examination(OSCE))については、指定研修機関及び実習を行う協力施設以外の医師、歯科医師、薬剤師、看護師その他の医療関係者を含む体制で行うこと。

・ 筆記試験及び構造化された評価表を用いた観察評価については、指定研修機関及び実習を行う協力施設以外の医師、歯科医師、薬剤師及び看護師その他の医療関係者を含む体制で行うことが望ましい。

【別紙】共通科目の各科目及び区分別科目の研修方法

【共通科目の各科目の研修方法】

共通科目の内容	方法
臨床病態生理学	講義・演習
臨床推論	講義・演習・実習
フィジカルアセスメント	講義・演習・実習
臨床薬理学	講義・演習
疾病・臨床病態概論	講義・演習
医療安全学	講義・演習・実習
特定行為実践	講義・演習・実習

【区分別科目の研修方法】

特定行為区分	方法
呼吸器(気道確保に係るもの)関連	講義・　実習
呼吸器(人工呼吸療法に係るもの)関連	講義・演習・実習
呼吸器(長期呼吸療法に係るもの)関連	講義・　実習
循環器関連	講義・演習・実習
心嚢ドレーン管理関連	講義・　実習
胸腔ドレーン管理関連	講義・演習・実習
腹腔ドレーン管理関連	講義・　実習

<留意事項>

・「演習」:講義で学んだ内容を基礎として、少人数に分かれて指導者のもとで、議論や発表を行う形式の授業。症例検討やペーパーシミュレーション等が含まれる。

・「実習」:講義や演習で学んだ内容を基礎として、少人数に分かれて指導者のもとで、主に実技を中心に学ぶ形式の授業。実習室(学生同士が患者役になるロールプレイや模型・シミュレーターを用いて行う場)や、医療現場(病棟、外来、在宅等)で行われる。ただし、単に現場にいるだけでは、実習時間として算定できない。

※区分別科目の実習は患者に対しての実技を含める。

特定行為区分	方法
ろう孔管理関連	講義・　実習
栄養に係るカテーテル管理(中心静脈カテーテル管理)関連	講義・　実習
栄養に係るカテーテル管理(末梢留置型中心静脈注射用カテーテル管理)関連	講義・　実習
創傷管理関連	講義・　実習
創部ドレーン管理関連	講義・　実習
動脈血液ガス分析関連	講義・　実習
透析管理関連	講義・演習・実習
栄養及び水分管理に係る薬剤投与関連	講義・演習・実習
感染に係る薬剤投与関連	講義・演習・実習
血糖コントロールに係る薬剤投与関連	講義・演習・実習
術後疼痛管理関連	講義・演習・実習
循環動態に係る薬剤投与関連	講義・演習・実習
精神及び神経症状に係る薬剤投与関連	講義・演習・実習
皮膚損傷に係る薬剤投与関連	講義・演習・実習

<患者に対する実技を行う実習における留意事項>

・ 患者に対する実技を行う実習の前には、ペーパーシミュレーション、ロールプレイ、模擬患者の活用、シミュレーターの利用等のシミュレーションによる学習を行うこと。

・ 患者に対する実技を行う実習を行う際には、以下のとおり行うことが望ましい。

○ 1例目は、指導者が行う行為の見学又は手伝い。2例目からは、指導者の指導監督下で行う。次第に指導監督の程度を軽くしていく(指導者の判断で実施)。

○ 経験すべき症例数は、行為の難度に応じて5例又は10例程度。

【別紙】共通科目の各科目の評価方法

共通科目の内容	評価方法
臨床病態生理学	筆記試験
臨床推論	筆記試験、各種実習の観察評価
フィジカルアセスメント	筆記試験、各種実習の観察評価
臨床薬理学	筆記試験
疾病・臨床病態概論	筆記試験
医療安全学	筆記試験、各種実習の観察評価
特定行為実践	筆記試験、各種実習の観察評価

【別紙】区分別科目の評価方法

特定行為区分	評価方法
呼吸器(気道確保に係るもの)関連	筆記試験、実技試験(OSCE)、各種実習の観察評価
呼吸器(人工呼吸療法に係るもの)関連	筆記試験、各種実習の観察評価
呼吸器(長期呼吸療法に係るもの)関連	筆記試験、実技試験(OSCE)、各種実習の観察評価
循環器関連	筆記試験、各種実習の観察評価
心嚢ドレーン管理関連	筆記試験、各種実習の観察評価
胸腔ドレーン管理関連	筆記試験、各種実習の観察評価
腹腔ドレーン管理関連	筆記試験、各種実習の観察評価
ろう孔管理関連	筆記試験、実技試験(OSCE)、各種実習の観察評価
栄養に係るカテーテル管理(中心静脈カテーテル管理)関連	筆記試験、各種実習の観察評価
栄養に係るカテーテル管理(末梢留置型中心静脈注射用カテーテル管理)関連	筆記試験、実技試験(OSCE)、各種実習の観察評価

※OSCE : Objective Structured Clinical Examination(臨床能力評価試験)

特定行為区分	評価方法
創傷管理関連	筆記試験、実技試験(OSCE)、各種実習の観察評価
創部ドレーン管理関連	筆記試験・各種実習の観察評価
動脈血液ガス分析関連	筆記試験・実技試験(OSCE)、各種実習の観察評価
透析管理関連	筆記試験、各種実習の観察評価
栄養及び水分管理に係る薬剤投与関連	筆記試験、各種実習の観察評価
感染に係る薬剤投与関連	筆記試験、各種実習の観察評価
血糖コントロールに係る薬剤投与関連	筆記試験、各種実習の観察評価
術後疼痛管理関連	筆記試験、各種実習の観察評価
循環動態に係る薬剤投与関連	筆記試験、各種実習の観察評価
精神及び神経症状に係る薬剤投与関連	筆記試験、各種実習の観察評価
皮膚損傷に係る薬剤投与関連	筆記試験、各種実習の観察評価

＜評価における留意事項＞

- 実技試験(OSCE)が必要な区分別科目においては、患者に対する実技を行う実習の前に、実技試験(OSCE)を行うこと。
- 区分別科目における実習の評価は、構造化された評価表(Direct Observation of Procedural Skills (DOPS)等)を用いた観察評価を行うこと。また、構造化された評価表を用いた観察評価では、「指導監督なしで行うことができる」レベルと判定されることが求められる。
- 指導者は、特定行為研修における指導に当たっては、受講者にポートフォリオを利用して評価結果を集積し、自己評価、振り返りを促すことが望ましい。

特定行為研修の受講者、基本理念、到達目標

特定行為研修の受講者

○ 特定行為研修の受講者としては、概ね3～5年以上の実務経験を有する看護師が想定される。

　ただし、これは3～5年以上の実務経験を有しない看護師の特定行為研修の受講を認めないこととするものではない。

○ 概ね3～5年以上の実務経験を有する看護師とは、所属する職場において日常的に行う看護実践を、根拠に基づく知識と実践的経験を応用し、自律的に行うことができるものであり、チーム医療のキーパーソンとして機能することができるものである。

特定行為研修の基本理念

○ 特定行為研修は、チーム医療のキーパーソンである看護師が、患者及び国民並びに医師及び歯科医師その他医療関係者から期待される役割を十分に担うため、医療安全に配慮し、在宅を含む医療現場において、高度な臨床実践能力を発揮できるよう、自己研鑽を継続する基盤を構築するものでなければならない。

特定行為研修の到達目標

○ 指定研修機関は特定行為研修の到達目標を設定すること。

○ 到達目標の設定にあたっては、以下を参考とすることが望ましい。

【別紙】特定行為研修の到達目標

【共通科目】

- 多様な臨床場面において重要な病態の変化や疾患を包括的にいち早くアセスメントする基本的な能力を身につける。
- 多様な臨床場面において必要な治療を理解し、ケアを導くための基本的な能力を身につける。
- 多様な臨床場面において患者の安心に配慮しつつ、必要な特定行為を安全に実践する能力を身につける。
- 問題解決に向けて多職種と効果的に協働する能力を身につける。
- 自らの看護実践を見直しつつ標準化する能力を身につける。

【区分別科目】

- 多様な臨床場面において当該特定行為を行うための知識、技術及び態度の基礎を身につける。
- 多様な臨床場面において、医師又は歯科医師から手順書による指示を受け、実施の可否の判断、実施及び報告の一連の流れを適切に行うための基礎的な実践能力を身につける。

指定研修機関の指定の申請

○ 指定研修機関は、1又は2以上の特定行為区分に係る特定行為研修を行う学校、病院その他の者であって、厚生労働大臣が指定するものをいう。

○ 指定研修機関の指定を受けようとする者は、次の事項を記載した指定申請書(様式1)を厚生労働大臣に提出しなければならない。

① 名称及び所在地
② 実施する特定行為研修に係る特定行為区分の名称
③ 実施する特定行為研修の内容
④ 特定行為研修の実施に関し必要な施設及び設備の概要
⑤ 特定行為研修管理委員会の構成員の氏名、所属する団体の名称及び当該団体における役職名
⑥ 特定行為研修の責任者の氏名
⑦ 特定行為研修の指導者の氏名及び担当分野
⑧ 特定行為研修を受ける看護師の定員
⑨ その他特定行為研修の実施に関し必要な事項

※2以上の特定行為区分に係る特定行為研修を実施する場合には、上記②から④まで及び⑥から⑧までに掲げる事項は、特定行為区分ごとに記載しなければならない。

(改正後の法第37条の2第2項第5号及び第37条の3第1項、特定行為研修省令第6条関係)

<留意事項>

・ 指定研修機関の指定を受けようとする者は、学校にあっては設置者、病院にあっては開設者、法人その他の者にあってはその代表者が申請を行うこと。

・ 指定申請書(様式1)には、以下の書類を添付し、当該指定研修機関の指定を受けようとする者の所在地を管轄する地方厚生局健康福祉部医事課あてに送付すること。

イ 特定行為研修の研修計画(以下「特定行為研修計画」。様式自由。)

ロ その他特定行為研修の実施に関し必要な事項

※ 法人にあっては、「その他特定行為研修の実施に関し必要な事項」として、定款又は寄附行為及び登記事項証明書を提出すること。

【医道審議会での指定研修機関の指定について審議の予定】

審議会開催時期	審議の対象
2月	その年の前年6月1日から11月30日までに厚生労働省に提出された指定申請書
8月	その年の前年12月1日からその年の5月31日までに厚生労働省に提出された指定申請書

指定研修機関の指定の基準

（1） 特定行為研修の内容が適切であること。

（2） 特定行為研修の実施に関し必要な施設及び設備を利用することができること。

（3） 特定行為研修の責任者を適切に配置していること。

（4） 適切な指導体制を確保していること。

（5） 医療に関する安全管理のための体制を確保していること。

（6） 実習を行うに当たり患者に対する説明の手順を記載した文書を作成していること。

（7） 特定行為研修管理委員会を設置していること。

※ 厚生労働大臣は、指定研修機関の指定の申請があった場合において、指定研修機関の指定の申請者が、法第37条の3第3項の規定により指定を取り消され、その取消しの日から起算して2年を経過していないときは、指定をしてはならない。

（改正後の法第37条の3第2項、特定行為研修省令第7条関係）

(1)特定行為研修の内容が適切であること。

＜留意事項＞

指定研修機関は、実施する特定行為研修に関する特定行為区分ごとに、特定行為研修の基準にのっとった特定行為研修計画を作成すること。

【特定行為研修計画に定める事項】

イ 特定行為区分の名称

ロ 特定行為研修の目標（到達目標を参考に記載）

ハ 特定行為研修の内容

- 共通科目の各科目及び区分別科目ごとに研修の内容を記載。
- 指定研修機関において、共通科目の各科目及び区分別科目について、統合又は分割することや、独自の科目名を設定することは差し支えない。その場合は、当該科目ごとに研修の内容を記載するとともに、当該科目に相当する共通科目の各科目及び区分別科目の科目名について特定行為研修計画に記載。

ニ 特定行為研修の時間数

- 共通科目の各科目及び区分別科目の時間数は、当該科目ごとに時間数を記載。
  - ➢ 区分別科目は、当該特定行為区分に含まれる特定行為に共通して学ぶべき事項に係る時間数及び当該特定行為ごとに学ぶべき事項に係る時間数を記載する。
  - ➢ 当該科目ごとの講義、演習及び実習のそれぞれの時間数並びに評価の時間数についても記載する。
- 指定研修機関において、共通科目の各科目及び区分別科目について統合又は分割する場合は、当該科目ごとに講義、演習及び実習のそれぞれの時間数並びに評価の時間数を当該科目ごとに記載。

ホ　特定行為研修の指導者の氏名及び担当分野

- 指導者の担当分野は、共通科目の各科目又は区分別科目のうち担当するものを記載。

ヘ　通信による方法で行う特定行為研修

- 講義又は演習を通信による方法で行う場合は、通信による方法で行う科目ごとに、その教育内容、時間数、研修方法、添削指導の有無、指導補助者の有無を記載。
- 指導補助者を配置する場合は、その氏名、担当分野を記載。

ト　特定行為研修の協力施設

講義、演習又は実習を協力施設と連携協力して行う場合は、以下を記載。

- 協力施設の名称、
- 協力施設が行う研修の内容及び期間、
- 当該協力施設における特定行為研修の実施責任者
- 当該協力施設における指導者の氏名及び担当分野

チ　特定行為研修の進度表

- 進度表は、効果的な研修となるよう、学習の順序を考慮されたものであること。

※　2以上の特定行為区分に係る特定行為研修を行う場合であって、共通科目が重複し、かつ、その特定行為研修を同時に行うときは、上記（ハ～チ）については、いずれか1つの特定行為研修計画に記載すればよい。
　ただし、この場合は、当該特定行為研修計画にその旨がわかるように記載すること。

(2)　特定行為研修の実施に関し必要な施設及び設備を利用することができること

＜留意事項＞

- 実習を行う協力施設は、病院、診療所、介護老人保健施設及び訪問看護ステーション等とし、受講者の所属施設等で実習を行うことも可能。
- 特定行為研修の実施に関し必要な設備として、講義又は演習を通信による方法で行う場合は、通信による教育に必要な環境が整備されていること。
- 指定研修機関は、医学教育用シミュレーター、医学教育用ビデオ等の教材を利用できる体制を整えていることが望ましい。

(3)　特定行為研修の責任者を適切に配置していること

＜留意事項＞

・責任者は、専任とし、職種は問わない。

【注】特定行為研修の責任者が、同一の指定研修機関が行う複数の特定行為区分における特定行為研修の責任者を兼務することは差し支えない。

（特定行為研修の責任者の役割）

イ　指導者等と連携の上、特定行為研修計画の原案を取りまとめ。

ロ　定期的に（必要に応じて随時）、受講者ごとに特定行為研修の目標の達成状況を把握、評価し、円滑かつ効果的な研修を行うことができるように、特定行為研修計画の調整。

ハ　特定行為研修管理委員会に対し、特定行為研修の実施状況、受講者ごとの履修状況等を報告。

（4） 適切な指導体制を確保していること

<留意事項>

（指導者について）

・ 指導者は、原則として、指導時間を十分に確保していること。

・ 指導者は、共通科目の各科目及び区分別科目ごとに適切な職種、人数が確保されていること。

・ 指導者は、特定行為研修を受けている看護師に対する指導を行うために必要な経験及び能力を有しているものであること。

（指導者の要件）

・ 共通科目の各科目の指導者は、医師、歯科医師、薬剤師又は看護師。少なくとも医師を含むこと。

・ 区分別科目の指導者は、医師、歯科医師、薬剤師、看護師その他の医療関係者。少なくとも医師を含むこと。

・ 区分別科目の医師又は歯科医師の指導者は、臨床研修指導医又は臨床研修指導歯科医と同等以上の経験を有すること。

・ 看護師の指導者は、特定行為研修を修了した者又はこれに準ずる者であること。

> 【注】「特定行為研修を修了した者に準ずる者」とは、平成２２年度及び平成２３年度特定看護師（仮称）養成試行事業における研修並びに平成２４年度看護師特定能力養成調査試行事業における研修を修了した看護師や、専門看護師、認定看護師及び大学等での教授経験を有する看護師などが想定される。

・ 指導者は、特定行為研修に必要な指導方法等に関する講習会を受講していることが望ましい。

> 【注】「特定行為研修に必要な指導方法等に関する講習会」とは、平成２６年度厚生労働科学研究費補助金「診療の補助における特定行為等に係る研修の体制整備に関する研究」（主任代表者春山早苗）による「看護師の特定行為研修に係る実習等の指導者研修の開催の手引き」を踏まえた講習会等を想定。

<留意事項>

（指導者の役割）

・ 指導者は、適宜、受講者ごとの研修の進捗状況を把握、評価しなければならない。

・ 指導者は、担当する科目において、受講者に対する指導及び当該科目の評価を行い、受講者の履修状況を特定行為研修の責任者に報告する。

（受講者による指導者の評価）

・ 受講者による指導者の評価についても、指導者の資質の向上に資すると考えられることから、実施することが望ましい。

（講義、演習又は実習を協力施設と連携協力して特定行為研修を行う場合）

・ 協力施設において、特定行為研修の実施責任者を配置

・ 指定研修機関と協力施設との緊密な連携体制を確保

・ 指定研修機関と協力施設との間で、指導方針の共有

・ 関係者による定期的な会議の開催等

※ 訪問看護ステーションで実習を行う場合は、診療所の医師が指導者となる等の指導体制を確保する。

（講義又は演習を通信による方法で行う場合）

・ 大学通信教育設置基準第3条第1項及び第2項に定める次の方法に応じ、それぞれ次の点に留意して適切な指導体制を確保すること。

① 印刷教材等による授業及び放送授業の方法により実施する場合

- 添削等による指導を併せ行うものであること。

② メディアを利用して、授業が同時かつ双方向に行われる場合であって、かつ、教室等以外の場所で行われる場合

- 毎回の授業の実施に当たって、指導補助者が教室等以外の場所において受講者に対面することにより、又は、当該授業を行う指導者若しくは指導補助者が、当該授業の終了後、速やかにインターネットその他の適切な方法を利用することにより、設問解答、添削指導、質疑応答等による十分な指導を併せ行うこと。
- 当該授業に関する受講者の意見交換の機会を確保すること。

【注】指導補助者の職種や経験等は問わない

(5) 医療に関する安全管理のための体制を確保していること

<留意事項>

・ 次に掲げる事項を満たすこと。

イ 実習に係る医療に関する安全管理のための組織を設置していること。

【実習に係る医療に関する安全管理のための組織の構成】

・ 実習を行う施設の管理者

・ 関係各部門の責任者等

※ 医師である指導者を含むこと。

ロ 実習に係る緊急時の対応に係る手順を記載した文書を作成していること。

ハ 実習に係る患者からの苦情や相談を踏まえ、実習の方法や当該施設における医療安全の管理のための体制の見直しを行うために、実習に係る患者からの相談等に応じる体制を確保すること。

・ なお、訪問看護ステーション等の施設において実習を行う際に、訪問看護ステーション等が、医療安全の管理のための体制整備を独自に行うことが困難である場合には、地域の他の病院等と連携して体制を確保すること。

【注】当該施設における既存の医療に関する安全管理のための体制を活用し体制を整備することは差し支えない。

特定行為研修管理委員会

<指定研修機関の特定行為研修管理委員会の構成員>

① 特定行為研修に関する事務を処理する責任者又はこれに準ずる者

② 当該特定行為研修管理委員会が管理する全ての特定行為研修に係る特定行為研修の責任者

③ 医師、歯科医師、薬剤師、看護師その他の医療関係者（※）

※ ①及び②に掲げる者、当該指定研修機関及び当該指定研修機関が特定行為研修を実施する施設に所属する者を除く。

※ 医師、歯科医師、薬剤師及び看護師の全ての職種が含まれなければならない趣旨ではない。

（改正後の法第37条の4、特定行為研修省令第8条関係）

<留意事項>

（特定行為研修管理委員会の役割）

○ 特定行為区分ごとの特定行為研修計画の作成

○ 2以上の特定行為区分について特定行為研修を行う場合の特定行為研修計画の相互間の調整

○ 受講者の履修状況の管理

○ 修了の際の評価等

○ 特定行為研修の実施の統括管理

指定研修機関の指定の申請等に関する お問い合わせ先

（特定行為に係る看護師の研修制度）

平成27年4月※から　地方厚生局健康福祉部医事課

※ 4月10日までは厚生労働省医政局看護課看護サービス推進室

北海道厚生局健康福祉部医事課	（電話）011-709-2311（内線3944）
東北厚生局健康福祉部医事課	（電話）022-726-9263
関東信越厚生局健康福祉部医事課	（電話）048-740-0758
東海北陸厚生局健康福祉部医事課	（電話）052-971-8836
近畿厚生局健康福祉部医事課	（電話）06-6942-2492
中国四国厚生局健康福祉部医事課	（電話）082-223-8204
九州厚生局健康福祉部医事課	（電話）092-472-2366

【参考】 特定行為に係る看護師の研修制度についての厚生労働省のウェブサイト
http://www.mhlw.go.jp/stf/seisakunitsuite/bunya/0000077077.html

看護師の特定行為研修に係る実習等の指導者研修の進行表（例）

日時）平成〇〇年〇〇月〇〇日（〇曜日）
主催）
場所）

時刻	分	事項（テーマ）	内容	方法	担当	備考・資料
9:30 ～ 9:55	25	受付			事務局	
9:55 ～ 10:00	5	総合プレアンケート		PLS		
10:00 ～ 10:10	10	責任者の挨拶 スタッフ紹介 オリエンテーション	主催者挨拶	全体	事務局	
10:10 ～ 10:50	40	**「特定行為に係る看護師の研修制度について」**	講演	PLS		
10:50 ～ 11:00	10	**「特定行為研修を修了した看護師の役割とは」**	説明	PLS		
11:00 ～ 11:30	30		グループ作業（KJ法等）	SGD		
11:30 ～ 11:50	20		発表	PLS		
11:50 ～ 12:50	60	**休憩（昼食）**				
12:50 ～ 13:10	20	**方略「実習の具体的運用」**	説明	PLS		
13:10 ～ 14:10	60	（特定行為研修の週間予定表の作成：医療安全確保と責任・指導体制の明確化）	グループ作業	SGD		
14:10 ～ 14:30	20		発表	PLS		
14:30 ～ 14:40	10	**休憩**				
14:40 ～ 15:00	20	**評価「Workplace based Assessment」**	説明	PLS		
15:00 ～ 15:30	30	Mini-CEX、DOPS 体験	グループ作業（DVD 視聴を含む）	SGD		
15:30 ～ 15:50	20	まとめ・振り返り	まとめ	PLS		
15:50 ～ 16:20	30	**指定研修機関との連携、指導者間の連携等** （バズセッションを含む）	講演	PLS		
16:20 ～ 17:00	40	**フィードバック技法（コーチング法を含む）** （バズセッションを含む）	講演・グループ作業（ロールプレイを含む）	PLS SGD		
17:00 ～ 17:10	10	まとめ・振り返り	まとめ	PLS		
17:10 ～ 17:15	5	総合ポストアンケート		PLS		
17:15 ～ 17:30	15	閉会式・修了証授与		PLS	事務局	

PLS：Plenary Session 全体セッション（発表）
SGD：Small Group Discussion グループ討論

特定行為に係る看護師の研修制度の関係法律等

○特定行為に係る看護師の研修制度の関係法律等

保健師助産師看護師法（昭和二十三年法律第二〇三号）（抄）

※平成二十七年十月一日施行の改正内容を反映した条文

第三十七条の二　特定行為を手順書により行う看護師は、指定研修機関において、当該特定行為の特定行為区分に係る特定行為研修を受けなければならない。

2　この条、次条及び第四十二条の四において、次の各号に掲げる用語の意義は、当該各号に定めるところによる。

一　特定行為　診療の補助であつて、看護師が手順書により行う場合には、実践的な理解力、思考力及び判断力並びに高度かつ専門的な知識及び技能が特に必要とされるものとして厚生労働省令で定めるものをいう。

二　手順書　医師又は歯科医師が看護師に診療の補助を行わせるためにその指示として厚生労働省令で定めるところにより作成する文書又は電磁的記録（電子的方式、磁気的方式その他人の知覚によつては認識することができない方式で作られる記録であつて、電子計算機による情報処理の用に供されるものをいう。）であつて、看護師に診療の補助を行わせる患者の病状の範囲及び診療の補助の内容その他の厚生労働省令で定める事項が定められているものをいう。

三　特定行為区分　特定行為の区分であつて、厚生労働省令で定めるものをいう。

四　特定行為研修　看護師が手順書により特定行為を行う場合に特に必要とされる実践的な理解力、思考力及び判断力並びに高度かつ専門的な知識及び技能の向上を図るための研修であつて、特定行為区分ごとに厚生労働省令で定める基準に適合するものをいう。

五　指定研修機関　一又は二以上の特定行為区分に係る特定行為研修を行う学校、病院その他の者であつて、厚生労働大臣が指定するものをいう。

3　厚生労働大臣は、前項第一号及び第四号の厚生労働省令を定め、又はこれを変更しようとするときは、あらかじめ、医道審議会の意見を聴かなければならない。

第三十七条の三　前条第二項第五号の規定による指定（以下この条及び次条において単に「指定」という。）は、特定行為研修を行おうとする者の申請により行う。

2　厚生労働大臣は、前項の申請が、特定行為研修の業務を適正かつ確実に実施するために必要なものとして厚生労働省令で定める基準に適合していると認めるときでなければ、指定をしてはならない。

3　厚生労働大臣は、指定研修機関が前項の厚生労働省令で定める基準に適合しなくなったと認めるとき、その他の厚生労働省令で定める場合に該当するときは、指定を取り消すことができる。

4　厚生労働大臣は、指定又は前項の規定による指定の取消しをしようとするときは、あらかじめ、医道審議会の意見を聴かなければならない。

第三十七条の四　前二条に規定するもののほか、指定に関して必要な事項は、厚生労働省令で定める。
第四十二条の四　厚生労働大臣は、特定行為研修の業務の適正な実施を確保するため必要があると認めるときは、指定研修機関に対し、その業務の状況に関し報告させ、又は当該職員に、指定研修機関に立ち入り、帳簿書類その他の物件を検査させることができる。
2　前項の規定により立入検査をする職員は、その身分を示す証明書を携帯し、かつ、関係人にこれを提示しなければならない。
3　第一項の規定による権限は、犯罪捜査のために認められたものと解釈してはならない。

地域における医療および介護の総合的な確保を推進するための関係法律の整備等に関する法律（平成二十六年法律第八十三号）（抄）

（保健師助産師看護師法の一部改正）

第八条　保健師助産師看護師法（昭和二十三年法律第二百三号）の一部を次のように改正する。（略）

附　則

（施行期日）

第一条　この法律は公布の日又は平成二十六年四月一日のいずれか遅い日から施行する。ただし、次の各号に掲げる規定は、当該各号に定める日から施行する。

一　…（略）…附則第七条、第十三条ただし書、第十八条、第二十条第一項ただし書、第二十二条、第二十五条、第二十九条、第三十一条、第六十一条、第六十二条、第六十四条、第六十七条、第七十一条及び第七十二条の規定公布の日

二　（略）

三　…（略）…附則第五条、第八条第二項及び第四項、第九条から第十二条まで、第十三条（ただし書を除く。）、第十四条から第十七条まで、第二十八条、第三十条、第三十二条第一項、第三十三条から第三十九条まで、第四十四条、第四十六条並びに第四十八条の規定、…（略）…平成二十七年四月一日

四　（略）

五　…（略）…第八条の規定並びに第二十一条の規定（第三号に掲げる改正規定を除く。）並びに附則第六条、第二十七条及び第四十一条の規定　平成二十七年十月一日

六・七　（略）

（検討）

第二条　政府は、この法律の公布後必要に応じ、地域における病床の機能の分化及び連携の推進の状況等を勘案し、更なる病床の機能の分化及び連携の推進の方策について検討

を加え、必要があると認めるときは、その結果に基づいて所要の措置を講ずるものとする。

2・3（略）
4　政府は、前三項に定める事項のほか、この法律の公布後五年を目途として、この法律による改正後のそれぞれの法律（以下この項において「改正後の各法律」という。）の施行の状況等を勘案し、改正後の各法律の規定について検討を加え、必要があると認めるときは、その結果に基づいて所要の措置を講ずるものとする。

（保健師助産師看護師法の一部改正に伴う経過措置）
第二十七条　附則第一条第五号に掲げる規定の施行の際現に看護師免許を受けている者及び同号に掲げる規定の施行前に看護師免許の申請を行った者であって同号に掲げる規定の施行後に看護師免許を受けたものについては、第八条の規定による改正後の保健師助産師看護師法（次条及び附則第二十九条において「新保助看法」という。）第三十七条の二第一項の規定は、同号に掲げる規定の施行後五年間は、適用しない。

第二十八条　新保助看法第三十七条の三第一項の規定による指定を受けようとする者は、第五号施行日前においても、その申請を行うことができる。

第二十九条　政府は、医師又は歯科医師の指示の下に、新保助看法第三十七条の二第二項第二号に規定する手順書によらないで行われる同項第一号に規定する特定行為が看護師により適切に行われるよう、医師、歯科医師、看護師その他の関係者に対して同項第四号に規定する特定行為研修の制度の趣旨が当該行為を妨げるものではないことの内容の周知その他の必要な措置を講ずるものとする。

地域における医療及び介護の総合的な確保を推進するための関係法律の整備等に関する法律案に対する附帯決議（平成二十六年六月十七日参議院厚生労働委員会）（抄）

政府は、公助、共助、自助が最も適切に組み合わされるよう留意しつつ、社会保障制度改革を行うとともに、本法の施行に当たり、次の事項について適切な措置を講ずるべきである。

一〜三（略）

四、保健師助産師看護師法の一部改正について

1　指定研修機関の基準や研修内容の策定に当たっては、医療安全上必要な医療水準を確保するため、試行事業等の結果を踏まえ、医師、歯科医師、看護師等関係者の意見を十分に尊重し、適切な検討を行うとともに、制度実施後は、特定行為の内容も含め、随時必要な見直しを実施すること。

2　特定行為の実施に係る研修制度については、その十分な周知に努めること。また、医師又は歯科医師の指示の下に診療の補助として医行為を行える新たな職種の創設等については、関係職種の理解を得つつ検討を行うよう努めること。

五・六（略）

○看護師の研修に係る関係法律

保健師助産師看護師法（昭和二十三年法律第二〇三号）（抄）

第二十八条の二　保健師、助産師、看護師及び准看護師は、免許を受けた後も、臨床研修その他の研修（保健師等再教育研修及び准看護師再教育研修を除く。）を受け、その資質の向上を図るように努めなければならない。

看護師等の人材確保の促進に関する法律（平成四年法律第八十六号）（抄）

（国及び地方公共団体の責務）

第四条　国は、看護師等の養成、研修等による資質の向上及び就業の促進並びに病院等に勤務する看護師等の処遇の改善その他看護師等の確保の促進のために必要な財政上及び金融上の措置その他の措置を講ずるよう努めなければならない。

2～4（略）

（病院等の開設者等の責務）

第五条　病院等の開設者等は、病院等に勤務する看護師等が適切な処遇の下で、その専門知識と技能を向上させ、かつ、これを看護業務に十分に発揮できるよう、病院等に勤務する看護師等の処遇の改善、新たに業務に従事する看護師等に対する臨床研修その他の研修の実施、看護師等が自ら研修を受ける機会を確保できるようにするために必要な配慮その他の措置を講ずるよう努めなければならない。

2　（略）

（看護師等の責務）

第六条　看護師等は、保健医療の重要な担い手としての自覚の下に、高度化し、かつ、多様化する国民の保健医療サービスへの需要に対応し、研修を受ける等自ら進んでその能力の開発及び向上を図るとともに、自信と誇りを持ってこれを看護業務に発揮するよう努めなければならない。

有賀　徹　あるが・とおる
昭和大学病院院長。日本救急医学会監事。1976 年東京大学医学部卒業。日本医科大学付属病院救命救急センター、東京大学医学部附属病院救急部、公立昭和病院救急部長などを経て 94 年より昭和大学医学部教授、2010 年より現職。日本救急医学会・日本臨床救急医学会代表理事などを歴任。医道審議会保健師助産師看護師分科会看護師特定行為・研修部会委員。

岩澤　和子　いわさわ・かずこ
厚生労働省医政局看護課長。1980 年聖路加看護大学卒業、84 年聖路加看護大学大学院修了。90 年厚生省入省。国立公衆衛生院、児童家庭局母子保健課、保険局医療課、医政局看護課などを経て、2011 年より現職。

木澤　晃代　きざわ・あきよ
公益財団法人日本看護協会看護研修学校認定看護師教育課程主任教員。1997 年筑波メディカルセンター病院勤務。ICU・救急外来勤務を経て、2004 年救急看護認定看護師資格取得。08 年東京女子医科大学大学院卒業、急性・重症患者看護専門看護師資格取得。11 年特定看護師（仮称）養成施行事業実施課程、12 年看護師特定行為・業務試行事業を経て臨床現場で活躍。2015 年 4 月より現職。

へるす出版新書　023

特定看護師
研修内容と実像、そして期待される役割

発行日　2015年10月21日　第1版第1刷発行

鼎談者　有賀　徹／岩澤和子／木澤晃代
発　行　株式会社へるす出版事業部
　　　　東京都中野区中野 2-2-3　〒164-0001
　　　　TEL03-3384-8177　FAX03-3380-8627
販　売　株式会社へるす出版
　　　　東京都中野区中野 2-2-3　〒164-0001
　　　　TEL［販売］03-3384-8035　FAX［販売］03-3380-8645
　　　　振替　00180-7-175971
印刷・製本　広研印刷株式会社

ISBN978-4-89269-872-9
へるす出版ホームページ http://www.herusu-shuppan.co.jp

既刊案内

へるす出版新書 005

あなたは救命されるのか

わが国の救急医療の現状と問題解決策を考える

小濱啓次／川崎医療福祉大学教授

救急医療は医療の原点であることを、医師も行政官も国民も理解して、救急医療体制の整備、構築に当たることが、救急医療の基本である。

著者は現状を憂いながら、救急医に、行政に、「これでよいのか」と切りかかる。しかし、その本意は、救急医たちへの激励である。

定価（本体 1,200 円＋税）ISBN978-4-89269-644-2

へるす出版新書 006

目を向けよう！　重度認知症の世界に

「精神科医ドクター HK」の挑戦 (2)

黒澤　尚／日本医科大学名誉教授

精神科病院に認知症の患者を入院させるべきではないと声高らかに述べている人たちがいる。それでは、入院させないようにするにはどうしたらよいのか、早期退院させるにはどうしたらよいのか。

本書では、こうしたこれまであまり論じられてこなかった重度認知症の世界に目を向けてみた。「精神科医ドクター HK」の挑戦の第二弾。

定価（本体 1,200 円＋税）ISBN978-4-89269-645-9

へるす出版新書　007

できれば晴れた日に

自らの癌と闘った医師とそれを支えた主治医たちの思い

板橋　繁／内科医

　四十代半ばの医師が癌に罹った。2005年３月胃亜全摘手術。執刀医は高校サッカー部の先輩。ほぼ２年後の2007年３月胃癌腹膜転移。「闘病記」執筆をすすめられ、悩んだ末に遺すことに決めた。書きつづっていた日記を振り返り、新たに思いや説明を加え、同年６月に脱稿。それから３カ月後、３人の息子と妻を遺して永眠。

　著者の没後、かかわりの深かった医師たちが、「闘病記」を読み解き、それぞれが「その時・その日」の思いや苦悩を追記した。それは主治医・同僚・上司という立場を越え、自らの来し方行く末にも思いをはせるものとなった。本書は単なる「闘病記」ではない。「この死」には語りつくせないドラマがある。

定価（本体 1,200 円＋税）　ISBN978-4-89269-675-6

へるす出版新書　008

「本物」の医療者とはなにか

映画『ディア・ドクター』が教えるもの

太田祥一／東京医科大学教授

　西川美和原作・脚本・監督の映画『ディア・ドクター』の医学監修・医療指導に携わるなかで、著者は「どうしたら今の社会に求められている本物（プロ）が育つのだろうか?」と考え始める。本書では西川監督や笑福亭鶴瓶氏、余貴美子氏らとの対談を通して、医学教育の現状と問題点、望ましい患者‒医療者関係などを浮き彫りにし、あるべき医師、看護師像を考えていく。どうしたら確かな技術はもちろん、「この人なら任せられる」という安心感に値する何かをもつプロが育つのだろうか。研修医、医学生、看護学生はもちろん、教育者・指導者たち必読の書。

定価（本体 1,200 円＋税）　ISBN978-4-89269-647-3